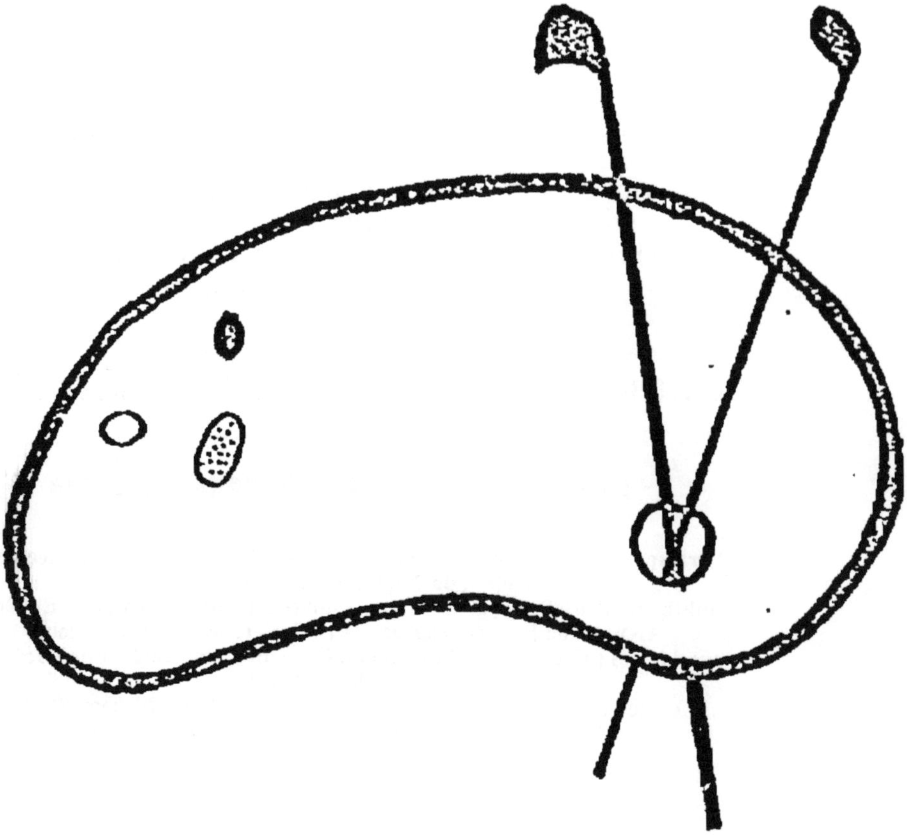

DEBUT D'UNE SERIE DE DOCUMENTS
EN COULEUR

LES
SECOURS D'URGENCE

GUIDE PRATIQUE

DES COMITÉS ET POSTES D'ASSISTANCE AUX BLESSÉS,
NAUFRAGÉS, NOYÉS, ASPHYXIÉS,
AUX VICTIMES D'ACCIDENTS SUR LES CHANTIERS PUBLICS,
CHEMINS DE FER, DANS LES ÉTABLISSEMENTS
INDUSTRIELS, THÉATRES, INCENDIES, FERMES ISOLÉES,
COMMUNES RURALES, ETC., ETC.

Conférences faites à la Société des Hospitaliers d'Afrique

PAR

Le Dr E.-L. BERTHERAND

Correspondant de l'Institut Égyptien, de l'Académie royale de Médecine de
Bruxelles, de Naples, de Palerme, etc., etc.;
Membre du Conseil d'hygiène et de salubrité publiques d'Alger; Ex-Médecin
A.-Major de l'armée, Lauréat de la Société française de secours
aux blessés; Chevalier de la Légion d'Honneur; Commandeur de l'Ordre du
Christ de Portugal;
Officier des Ordres du Medjidié de Turquie et du Nicham Iftikhar,
Chevalier-Commandeur de l'Ordre du Danebrog, etc.

POLIGNY

IMPRIMERIE DE MARESCHAL

—

1876

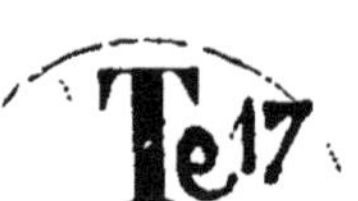

TRAVAUX DE L'AUTEUR SUR LE NORD DE L'AFRIQUE

1. Topographie médicale et Etudes sur les eaux minérales ferrugineuses de Téniet-el-Hâd, 1848.
2. De la création d'hôpitaux arabes, 1848,
3. Epidémie de névralgie oculaire à Téniet-el-Hâd, 1849.
4. Traitement de la fièvre intermittente en Algérie, 1849 (couronné par la Soc. de méd. d'Alger).
5. Epidémie de gingivite ulcéreuse au Train des équipages, 1849.
6. Considérations pratiques sur les maladies de l'Afrique, 1849
7. Sur l'hypérémie des sinus frontaux, Téniet-el-Hâd, 1849.
8. Traitement de la fièvre intermittente et de la dysenterie par les poudres du D' Faye, 1850.
9. Organisation de la médecine française chez les indigènes, 1850.
10. Le choléra en Algérie, épidémies de 1849, 1850 et 1851.
11. Varioles et rougeoles consécutives à la vaccine, 1852.
12. Insalubrité de la viande de porc en Algérie, 1852.
13. Conseils d'hygiène aux arabes : texte arabe et français: 1re édition, 1853; 2e édition, 1874.
14. Compte-rendu des travaux de la Société de médecine d'Alger, 1853
15. Notes climatologiques de Biskra à Tuggurt, 1853.
16. De l'ophthalmie chez les Arabes, 1854.
17. Le chancre du Sahara, 1854.
18. Médecine et hygiène des Arabes, in-8° de 600 p. 1854.
19. Les eaux minérales et les bains de mer en Algérie, 1855.
20. La variole dans le Nord de l'Afrique, 1857.
21. Les dentistes arabes, 1857.
22. La matière médicale arabe et la pharmacopée française, 1858.
23. Vocabulaire français-arabe à l'usage des médecins, vétérinaires, naturalistes, etc. (en collaborat. avec M. Pharaon).
24. Fondation de la Société de Climatologie d'Alger, 1853.
25. La longévité dans le Nord de l'Afrique à l'époque romaine, 1866.
26. Etudes sur l'Acéras anthropophora (Sâam), 1868.
27. Fouilles des dolmens de Guyotville, 1868.
28. La médecine légale en Algérie, 3 livraisons, 1858-1872.
29. Les eaux minérales de Takitount et de l'Oued-Amimin, 1868.
30. La globulaire turbith (Tacelr'a), 1868.
31. Préparation alimentaire de l'Arum italicum (Begouga), 1868.
32. Le pemphigus dans les pays chauds, 1869.
33. Les coiffures d'été en Algérie, 1869.
34. Les sciences physiques et naturelles chez les Arabes, 1869.
35. La mortalité enfantine et l'industrie nourricière en Algérie, 1870.
36. Nécessité de créer une morgue en Algérie, avec pl., 1870.
37. De l'influence du temps sur la maladie et la mortalité, 1870.
38. De Marseille à Alger, hygiène et météorologie, 1871.
39. Création à Alger d'une infirmerie pour l'observation des chiens suspectés de rage, 1871.
45. Le règne végétal au Maroc, de Schousboé (traduct. franç. latine), 1874.
46. Notice sur le D' Puzin, médecin de colonisation, 1874.
47. Des sources thermales et minérales de l'Algérie, au point de vue de l'emplacement des centres de population à créer, avec une *carte* au 1/300,000 : 1873.

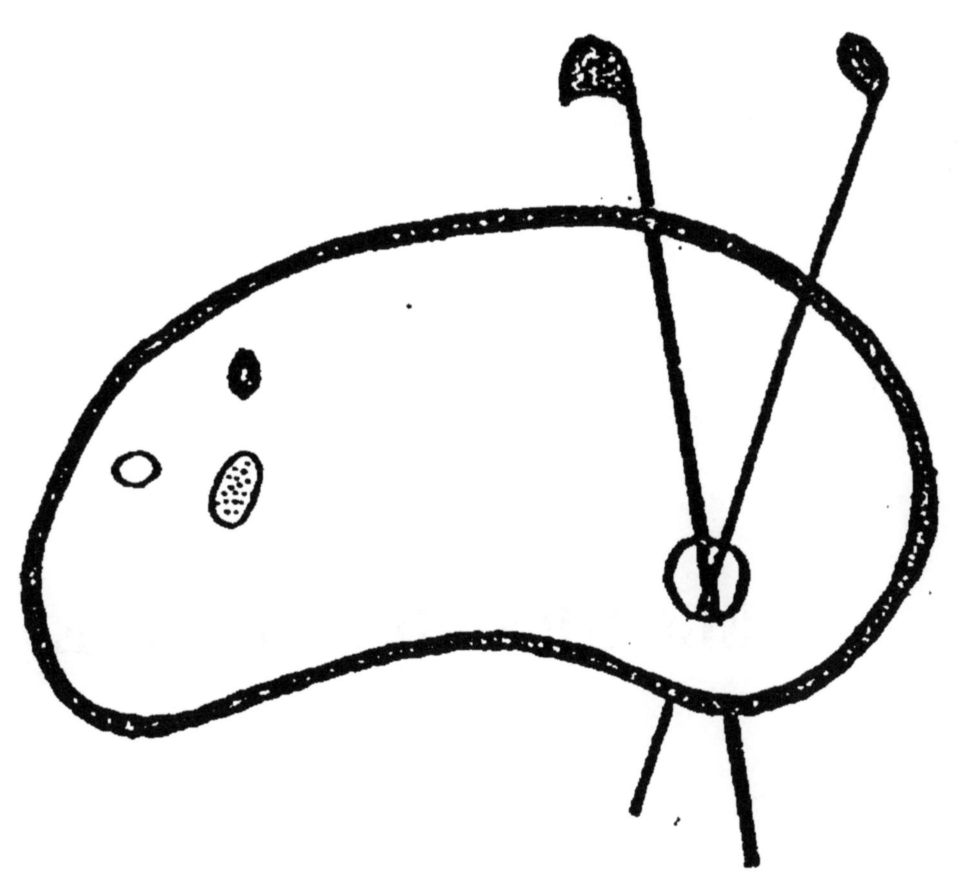

FIN D'UNE SERIE DE DOCUMENTS
EN COULEUR

LES

SECOURS D'URGENCE

TRAVAUX DE L'AUTEUR SUR LE NORD DE L'AFRIQUE

1. Topographie médicale et Etudes sur les eaux minérales ferrugineuses de Téniet-el-Hàd, 1848.
2. De la création d'hôpitaux arabes, 1848.
3. Epidémie de névralgie oculaire à Téniet-el-Hàd, 1849.
4. Traitement de la fièvre intermittente en Algérie, 1849 (couronné par la Soc. de méd. d'Alger).
5. Epidémie de gingivite ulcéreuse au Train des équipages, 1849.
6. Considérations pratiques sur les maladies de l'Afrique, 1849.
7. Sur l'hypérémie des sinus frontaux, Téniet-el-Hàd, 1849.
8. Traitement de la fièvre intermittente et de la dysenterie par les poudres du D' Faye, 1850.
9. Organisation de la médecine française chez les Indigènes, 1850.
10. Le choléra en Algérie, épidémies de 1849, 1850 et 1851.
11. Varioles et rougeoles consécutives à la vaccine, 1852.
12. Insalubrité de la viande de porc en Algérie, 1852.
13. Conseils d'hygiène aux arabes : texte arabe et français : 1re édition, 1853 ; 2e édition, 1874.
14. Compte-rendu des travaux de la Société de médecine d'Alger, 1853.
15. Notes climatologiques de Biskra à Tuggurt, 1853.
16. De l'ophthalmie chez les Arabes, 1854.
17. Le chancre du Sahara, 1854.
18. Médecine et hygiène des Arabes, in-8° de 600 p. 1854.
19. Les eaux minérales et les bains de mer en Algérie, 1856.
20. La variole dans le Nord de l'Afrique, 1857.
21. Les dentistes arabes, 1857.
22. La matière médicale arabe et la pharmacopée française, 1858.
23. Vocabulaire français-arabe à l'usage des médecins, vétérinaires, naturalistes, etc. (en collaborat. avec M. Pharaon).
24. Fondation de la Société de Climatologie d'Alger, 1863.
25. La longévité dans le Nord de l'Afrique à l'époque romaine, 1866.
26. Etudes sur l'Acéras anthropophora (faham), 1868.
27. Fouilles des dolmens de Guyotville, 1868.
28. La médecine légale en Algérie, 3 livraisons, 1868-1872.
29. Les eaux minérales de Takitount et de l'Oued-Amimin, 1868.
30. La globulaire turbith (tacelr'a), 1868.
31. Préparation alimentaire de l'Arum italicum (Begouga), 1868.
32. Le pemphigus dans les pays chauds, 1869.
33. Les coiffures d'été en Algérie, 1869.
34. Les sciences physiques et naturelles chez les Arabes, 1869.
35. La mortalité enfantine et l'industrie nourricière en Algérie, 1870.
36. Nécessité de créer une morgue en Algérie, avec pl., 1870.
37. De l'influence du temps sur la maladie et la mortalité, 1870.
38. De Marseille à Alger, hygiène et météorologie, 1871.
39. Création à Alger d'une infirmerie pour l'observation des chiens suspectés de rage, 1871.
45. Le règne végétal au Maroc, de Schousboé (traduct. franç. latine), 1874.
46. Notice sur le D' Puzin, médecin de colonisation, 1874.
47. Des sources thermales et minérales de l'Algérie, au point de vue de l'emplacement des centres de population à créer, avec une *carte* au 1/300,000e : 1875.

LES
SECOURS D'URGENCE

GUIDE PRATIQUE

DES COMITÉS ET POSTES D'ASSISTANCE AUX BLESSÉS,
NAUFRAGÉS, NOYÉS, ASPHYXIÉS,
AUX VICTIMES D'ACCIDENTS SUR LES CHANTIERS PUBLICS,
CHEMINS DE FER, DANS LES ÉTABLISSEMENTS
INDUSTRIELS, THÉATRES, INCENDIES, FERMES ISOLÉES,
COMMUNES RURALES, ETC., ETC.

Conférences faites à la Société des Hospitaliers d'Afrique

PAR

Le Dr E.-L. BERTHERAND

Correspondant de l'Institut Egyptien, de l'Académie royale de Médecine de
Bruxelles, de Naples, de Palerme, etc., etc.;
Membre du Conseil d'hygiène et de salubrité publiques d'Alger; Ex-Médecin
A.-Major de l'armée, Lauréat de la Société française de secours
aux blessés; Chevalier de la Légion d'Honneur; Commandeur de l'Ordre du
Christ de Portugal;
Officier des Ordres du Medjidié de Turquie et du Nicham Iftikhar,
Chevalier-Commandeur de l'Ordre du Danebrog, etc.

POLIGNY

IMPRIMERIE DE MARESCHAL

—

1876

AVANT-PROPOS

L'instinct sociable, qui nous porte à prêter assistance à nos
semblables frappés par un malheur ou une souffrance physique,
est inhérent au cœur de l'homme. Cet amour mutuel, ce dévouement réciproque, qui constituent la vertu de la Fraternité, n'ont
cependant d'effet utile, qu'autant que le secours sera opportun
et rendu efficace par une connaissance suffisante de la nature du
mal, de la qualité du remède à lui opposer avec quelque succès.

Cette délicate spécialité d'intervention savante nécessite des
études ingrates et constantes dont l'ensemble constitue la Médecine
proprement dite. En présence des difficultés et de la gravité de
son exercice, une Société civilisée a l'impérieux devoir d'exiger
des garanties de la part de ceux qui veulent s'y adonner. *A priori*
donc, le médecin *en titre* est, logiquement, seul apte à connaître
des maladies et de leurs remèdes.

Il est, cependant, des circonstances impérieuses où dominent
l'urgence du secours et souvent aussi l'impossibilité matérielle de
l'obtenir à l'instant même d'un homme de l'art. Dans les maladies
à brusque début, dans les accidents, dans les sinistres, par
exemple, un retard dans l'assistance peut être funeste, et l'on ne

saurait certainement abandonner la victime à son malheureux sort, faute d'un médecin qui ne se trouve pas incontinent à sa portée (1). Et l'humanité la plus élémentaire fait un devoir impérieux de secourir son prochain! Or, ne savoir que faire en pareil cas constitue un véritable supplice pour l'homme de cœur. Il faut donc que les témoins de cette situation pleine de dangers agissent, mais surtout qu'ils agissent utilement, efficacement, avec intelligence, dans un sens qui n'aggrave pas les souffrances ou le péril. Comment y parviendront-ils, s'ils n'ont pas fait quelques études préliminaires, s'ils n'ont pas reçu une certaine initiation, toute superficielle qu'elle soit, à ce soulagement immédiat, bien entendu sans avoir la moindre prétention de faire acte médical proprement dit? En effet, il ne suffit pas au premier venu, même fort intelligent, d'avoir sous la main des substances, des appareils, des boîtes de secours : il faut encore qu'il sache quelque peu s'en servir à propos, de façon à ne pas faire plus de mal que de bien; il faut que ses instincts, sa bonne volonté, sa main, ses paroles, son dévouement soient utilement dirigés dans le rôle humanitaire que son cœur lui fait accepter. C'est donc en pareil cas moins la maladie complète que le malade, que les premiers secours doivent avoir comme objectif, en cas d'urgence; car, répétons-le, il ne s'agit pas du tout d'empiéter ici sur les prérogatives professionnelles du Médecin.

On a souvent tenté d'écrire des ouvrages de *Médecine populaire* : deux mots, si l'on y réfléchit, qui hurlent d'être accolés ensemble; car, si le premier résume l'ensemble des connaissances les plus étendues, le second caractérise tout au contraire la classe

(1) On estime que le cinquième des morts sur un champ de bataille doit être attribué aux hémorrhagies, faute de prompts secours.

sociale la plus nombreuse et généralement la plus déshéritée d'une instruction même élémentaire. Ne faut-il pas être dépourvu du moindre jugement pour entreprendre de « mettre à la portée de *tout le monde* » les éléments d'une science toute de minutieuse et patiente observation, et dont la pratique sage et circonspecte exige tant de tact et d'expérience? Les sottises et les impostures des charlatans, des guérisseurs, des rebouteurs, des propagateurs effrontés de « *la médecine sans médecin* » ou bien encore de « *la médecine domestique,* » n'ont rien de commun avec les sciences médicales et ne constitueront jamais qu'un ramassis indigeste de préjugés stupides, de témérités souvent dangereuses, d'incertitudes grossières, de superstitions absurdes et des conjectures les plus risquées.

Quant aux esprits cultivés qu'un sentiment d'humanité pousse, dans les Comités de bienfaisance et de charité, à propager de leur mieux certaines pratiques dérobées à l'art médical, qu'ils n'oublient pas que la sensibilité la plus émue, la compassion, le désir de se rendre utile ne suffisent pas, en pareil cas, pour restituer aux organes malades, aux tissus blessés, leurs fonctions normales, au corps devenu souffrant, l'intégrité de la santé. « Un grand nombre de malades périssent dans nos villages, dès le début de la maladie, par l'ingestion malavisée de vin, de saucissons et d'aliments épicés qu'on leur donne pour les soutenir, dit-on, et qui, redoublant l'ardeur de la fièvre, emportent le malade...... La charité sans discernement n'est qu'une mauvaise action. » (DE CORMENIN, *Entretiens de village*, 1847, 8ᵉ édition, p. 227 et 231).

Pourquoi donc la Médecine, la Chirurgie, la Pharmacie seraient-elles les seules sciences qui pourraient se passer d'un apprentissage, d'études préliminaires sur la composition du corps, les fonctions des organes, le choix et le mode d'action des remèdes ou des ressources instrumentales? Au lieu de laisser les classes populaires croire à de pareilles et fatales erreurs toujours présentées sous l'enseigne captieuse de la Philanthropie, ne vaut-il pas mieux leur ouvrir courageusement les yeux sur les promesses mensongères de ces *Guides,* de ces *Manuels,* de ces *Avis,* de ces *Traités préservatifs,* de ces *Méthodes faciles de se guérir soi-même,* opuscules bourrés de formules et de conseils d'un choix le plus souvent douteux, mais à l'application desquels il manquera toujours...... la manière de savoir s'en servir à propos, c'est-à-dire la compétence et l'expérience propres au pouvoir réel de l'homme de l'art. Répétons sans cesse aux populations cette vérité, qu'il n'y a pas plus de petits remèdes inoffensifs à leur portée, qu'il n'y a d'armes inoffensives entre les mains des inhabiles et des imprudents; — que l'emploi aveugle, inexpérimenté de ces panacées vulgaires laisse presque toujours à une maladie simple et légère le temps de se développer et de devenir plus grave; — que cet abus quotidien de prescriptions et d'applications banales en dehors de l'ordonnance du Médecin est plein de dangers, d'erreurs regrettables, de responsabilités terribles, et, dans les classes ouvrières, ne réussit qu'à prolonger l'incapacité du travail et à accroître la gêne du petit ménage et par suite les entrées aux hôpitaux; — qu'il est souverainement ridicule de prétendre médicamenter avec succès un corps malade dont on ne connaît pas l'organisation à l'état sain; — que la médecine ne saurait être représentée par un simple catalogue de remèdes; — que la connaissance de cette science est vaste, longue, compliquée, remplie de difficultés même pour ses initiés; — que les rebouteurs, ignorant même la place, la forme, le nombre et la position des os, et qui se parent vaniteusement du don miracu-leux de remettre les entorses, les fractures, les luxations, avec force prières, signes de croix et apposition de bandages tellement serrés qu'impotence et gangrène s'en suivent très-souvent, sont des charlatans bien coupables, abusant de la crédulité et de la bourse du malheureux ouvrier ; — enfin, que le médecin, digne du nom par ses études et ses aptitudes spéciales, peut seul rem-plir avec succès cette utile et délicate mission sociale.

Il importait à notre loyauté et à l'honneur de notre profession de le déclarer dès le début de ce travail. Le but que nous nous sommes proposé ici est tout simplement de résumer et de vulga-riser les notions les plus élémentaires, les pratiques les plus inoffensives des secours d'urgence : ce sera, en outre, une excel-lente occasion de détruire un certain nombre de préjugés trop enracinés, d'erreurs funestes qui ont encore cours dans les classes peu éclairées des villes et surtout des campagnes. Un guide dans l'assistance d'urgence ne doit rien avoir de médical à proprement parler : il s'adresse à ceux dont la mission accidentelle (membre d'un Comité de secours aux blessés, d'une Société de sauvetage, brancardiers, pompiers, hospitaliers, etc.) consiste à venir spon-tanément en aide à un malade, un blessé, par l'administration la plus intelligente possible de secours instantanés en attendant l'arrivée de l'homme de l'art. Nous ne faisons donc pas allusion aux garde-malades, aux infirmiers proprement dits : ces auxi-liaires, exerçant une profession d'assistance permanente et dans les conditions ordinaires, reçoivent des médecins traitants des prescriptions à exécuter, sont initiés par la pratique, l'exemple ou l'enseignement à l'application élémentaire de la petite chirurgie (opérations simples et pansements), de l'hygiène (régime alimentaire, salubrité des locaux, etc.), de la pharmacie vulgaire (tisanes, cataplasmes). Les secours d'urgence en cas d'accident ou de maladie, programme tout particulier du présent travail, ont pour sujet une spécialité toute restreinte de circonstances imprévues.

Dans une pareille œuvre de vulgarisation, il fallait s'efforcer d'éviter avec soin cette érudition scientifique, inintelligible et par conséquent dangereuse pour les classes auxquelles elle s'adresse. Faisons-les profiter de conseils utiles, de vérités à leur portée, mais encore une fois, sans empiéter sur le domaine professionnel du Médecin. Les avis qu'il convenait d'édicter ici portent sur l'emploi de moyens inoffensifs, suffisants pour soulager un blessé ou arrêter les suites d'un accident, jusqu'à l'arrivée de l'homme de l'art. De même qu'en face d'un incendie, un citoyen se met en devoir de faire de son mieux pour circonscrire et éteindre le feu, en attendant les pompiers et sans avoir la prétention de remplacer leur concours expérimenté; de même que le voisin d'une maison subitement crevassée peut et doit chercher à étançonner, à soutenir le pan de mur qui menace, mais toujours en attendant l'architecte et sans s'arroger la pensée de se substituer à la compétence et à l'appréciation indispensable de ce spécialiste; de même, il ne s'agit ici que d'éduquer des dévouements utiles et les rendre intelligents, faute du maître qui seul a droit de prescrire, parce que seul il offre les garanties du savoir. On n'est pas littérateur parce qu'on a entre les mains un dictionnaire de l'Académie; ni agriculteur, ni juriste, parce qu'on a sous les yeux des ouvrages de culture ou de droit; mais il est possible d'empêcher une lésion de devenir plus grave et de mettre les jours en danger, tout cela en attendant le praticien et sans s'ingérer dans une pratique réellement médicale : il suffit d'être initié à l'application et au choix de simples soins d'urgence, de mettre de modestes notions au service d'une vie en danger. Devons-nous rester désarmés au milieu de tous les dangers qui menacent nos familles, notre prochain ? Non, évidemment. Éclairons donc par l'enseignement de procédés simples et efficaces d'assistance, ce sentiment instinctif du dévouement; rendons ses applications plus fructueuses mais inoffensives. Le jour où cette instruction des masses aura été vulgarisée, le charlatanisme verra ses effronteries repoussées de toutes parts, car la crédulité et l'ignorance ne seront plus là pour se laisser exploiter, et les premiers secours à donner étant bien connus, le patient attendra plus facilement la venue opportune du véritable médecin.

Loin de nous, encore une fois, l'idée d'improviser des savants incomplets; il ne s'agit que d'apprendre à faire dans un sens profitable et sérieusement secourable ce que chacun est apte à faire sans conséquences graves, à appliquer dans des cas où le salut dépend de la promptitude d'une assistance sûre d'elle-même, de son sang-froid et de la valeur utile, mais sans danger, de son intervention.

Après avoir jeté un coup-d'œil sur l'historique des secours d'urgence, je passerai en revue les aptitudes et les obligations individuelles réclamées par cette assistance; puis je décrirai le matériel indispensable des secours pour blessures, asphyxies, submersions, incendies, maladies subites, etc. Suivront des généralités sur l'administration des premiers soins, le transport des blessés, les pansements et les préparations médicamenteuses les plus ordinaires. Je terminerai par l'examen de tous les cas qui

nécessitent des secours d'urgence, en indiquant les signes caractéristiques de la nature du mal et les moyens les plus simples de
soulagement.

CHAPITRE Ier

Coup-d'œil historique.

Les secours à porter en cas d'accidents ou de maladies débutant subitement avec un certain degré de gravité, constituent une grave question qui paraît cependant avoir peu préoccupé les populations dans l'antiquité. Les ténèbres qui régnaient alors sur les phénomènes physiques donnaient ample carrière aux erreurs, aux superstitions, aux préjugés, et condamnaient à l'incertitude et à l'impuissance. L'art des pansements était tout-à-fait dans l'enfance, et l'ignorance des secours efficaces à opposer à la morsure des animaux venimeux n'imposait-elle pas à Moïse la ressource purement morale du serpent d'airain dont la vue suffisait à guérir les plaies des couleuvres du désert?

Nous voyons bien Alexandre, en descendant de cheval, blesser de la pointe de son cimeterre son ami Lysimaque au front, et arrêter incontinent le sang qui s'écoulait, en pansant la plaie avec son bandeau royal. Mais dans les gymnases et les jeux publics, en honneur dans la Grèce, chez les Romains, dans les combats entre les jeunes Spartiates, dans les exercices corporels chez les Perses, on se préoccupait bien plus de former des races vigoureuses et des âmes fortement trempées devant les dangers, de mépriser et braver la douleur, que de ménager la vie humaine et de l'entourer d'une sollicitude protectrice pour la conservation individuelle. Les athlètes, les lutteurs, les lanceurs de galets étaient cependant sujets à des accidents graves (vomissements do sang, pertes subites du mouvement et du sentiment, commotions violentes, hémorrhagies, fractures, etc.) Et Hippocrate rapporte que les rebouteurs appelés à remettre les luxations inévitables dans ces combats de force et d'agilité faisaient supporter à ces malheureux blessés les tortures les plus inutiles, les manœuvres les plus barbares.

Il exista cependant à Rome des officines (valetudinarium), parfois dans les temples mêmes, dans lesquelles les voyageurs et les étrangers tombant malades allaient se faire soigner moyennant rétribution. On a cité tout particulièrement celle d'un nommé Archagatus, où les blessés venaient se faire panser. Il s'en trouvait également près des cirques et des amphithéâtres pour soigner les athlètes que des lésions assez graves mettaient hors de combat.

L'empereur Aurélien rendit un édit qui obligeait chaque soldat à assister son camarade en cas de maladie et de blessures, sorte d'assistance mutuelle.

Caton avait attaché à ses armées des psylles, c'est-à-dire des individus ayant pour métier de guérir, par la succion des plaies, les morsures des serpents. Et jusqu'au XVIIIe siècle, les blessures d'armes de guerre qui passaient pour envenimées, étaient, dans nos armées françaises, sucées par des spécialistes analogues à ces psylles.

Le transport des blessés se faisait, chez les Grecs, sur un char léger; chez les Spartiates, sur un bouclier; chez les Troyens, sur des lances croisées; chez les Romains, sur les bras rejoints par les mains; chez les Celtes, sur la croupe des chevaux; chez les Francs, sur les pavois, etc., tous moyens plus ou moins convenables pour augmenter les souffrances des blessés au lieu de les soulager.

Les Celtes et les Gaulois se faisaient suivre à la guerre par leurs sœurs, leurs femmes et leurs filles qui, d'après Tacite, suçaient et pansaient leurs blessures.

Le prophète Mahomet emmenait dans ses expéditions les femmes des auxiliaires dévoués à la foi nouvelle; celles-ci portaient à boire aux combattants, soignaient et pansaient les blessés et les malades. Plus tard, les Musulmans n'échappèrent pas à la manie des peuples d'Orient, qui, en cas de danger, consultaient plutôt les astrologues et les enchanteurs que les médecins. Cependant, leur célèbre chirurgien Rhazès, trouvant dans les rues de

Cordoue un homme inanimé que les passants disaient mort subitement, s'empressa de le frapper sur toutes les parties du corps avec un faisceau de baguettes, et, à l'aide de ce traitement répété par les témoins chacun à leur tour, parvint à rappeler à la vie le prétendu cadavre.

A l'époque de la féodalité française, la plupart des châteaux possédaient une petite infirmerie « où, dit Percy, les preux et les nobles aventuriers blessés malencontreusement étaient reçus avec générosité et pansés souvent par les mains des damoiselles ou du châtelain lui-même, en possession de secrets héréditaires contre tous horions, navrures et entamures. »

Au ixe siècle, l'Empereur Léon VI chargea des militaires sans armes et menant un cheval en main, de suivre les cohortes avec des échelles et des provisions d'eau afin d'emmener les blessés, étancher leur soif et les ranimer, relever les cavaliers tombés dans la mêlée ou en marche, etc.

En 1100, Gérard de Provence fondait l'Ordre des Chevaliers-Hospitaliers de Saint-Jean qui, tantôt infirmiers, tantôt guerriers, assuraient et protégeaient le transport des malades et des blessés dans les hôpitaux.

Le célèbre chirurgien Ambroise Paré, du xvie siècle, dit qu'aux armées de son temps, le soldat n'était suivi que de gens sans aveu veillant aux bagages et à l'alimentation, et le secourant de leur mieux quand il tombait malade ou blessé.

A la même époque, Charles-Quint se fait toujours accompagner dans les expéditions par des moines de l'Institution de Jean de Dieu, dont la mission était de donner aux blessés les soins les plus urgents.

En 1674, une équipe de douze passeurs, dirigés par un syndic des ports, stationnait sous une arche du Pont-Neuf, à Paris; ils recevaient des primes de 12 francs pour avoir repêché un vivant et de 24 francs pour un mort : « Les échevins ayant remarqué que la plupart des noyés avaient des blessures à la tête et sur quelques parties du corps, et que sur 40 personnes repêchées il ne s'en trouvait que 4 vivantes, changèrent la prime, d'après l'avis des Chirurgiens, en établissant le tarif de 24 livres pour un vivant et de 12 pour un mort. Depuis cette époque….. il n'y a plus à constater, sur 40 personnes repêchées, que 12 morts et 28 vivants…… — En 1739, la corporation des bateliers de la Seine fonda une Société de *Secouristes*, mariniers dont les bateaux stationnaient près du Pont-Neuf, en face le quai Voltaire. Cette corporation, qui avait son bureau sur le port de la halle aux blés, rendit de grands services à la marine marchande et se distingua particulièrement par ses actions de courage dans les désastreuses inondations de cette époque. » (Comte de Tencin, *in* le journal *le Sauveteur* de décembre 1872).

En 1740, Réaumur rédigeait une notice sur « les secours à donner à ceux qu'on croit noyés, » réimprimée à Paris en 1758 et 1769.

En 1767, le docteur Vernède fonde en Hollande une Société libre qui multiplie les dépôts d'appareils et instruments d'assistance, distribue des instructions populaires et décerne des récompenses d'encouragement. Cet exemple est suivi par l'administration de Paris constituant un service de secours dans les corps-de-garde, puis publiant (1772) des notices sur les moyens d'assistance en cas d'accidents. En mars 1793, un décret de la Convention institue des « secours pour les calamités publiques. »

Viennent enfin les grandes guerres de la fin du siècle dernier, et l'organisation des ambulances volantes, des brancardiers militaires, sous le génie de Percy et de Larrey, marque un progrès dans les secours d'urgence. On a pu, du reste, observer que le sentiment de cette assistance, inspiré dans les temps anciens par quelques rares élans de générosité individuelle, s'était rapidement développé sous l'influence du christianisme qui, élevant le dévouement à la hauteur d'un devoir religieux, a fait de la charité le principe fondamental de nos sociétés modernes et un merveilleux instrument de civilisation pour détruire le despotisme cruel et l'égoïsme stérile. Néanmoins, les innovations dans l'organisation et le perfectionnement des secours instantanés sont de date récente. En 1804, le ministre Dubois prescrit à tout propriétaire de bateau amarré sur la Seine d'avoir en permanence un bachot à la suite, afin de porter du secours en cas de nécessité. « Cette sage prévision, dit le comte de Tencin, bien qu'elle ait rendu de grands services à des personnes en danger de périr, n'a pas toujours été bien suivie, les bachots étant presque toujours amarrés à la chaîne, leurs avirons et leur croc cadenassés, à cause des rôdeurs de la Seine. »

En 1815, le docteur Marc est nommé directeur des secours publics, mais ceux-ci sont encore fort limités, aux asphyxiés, aux noyés, etc. En 1835, un décret autorise la fondation d'une Société générale des Naufragés, dans l'intérêt de toutes les nations. Les demandes d'améliorations, réitérées par les Conseils d'hygiène, ne parvinrent guère à triompher des obstacles suscités par les évènements de cette époque. L'ordonnance du 21 octobre 1821 spécifie bien que l'hôpital recevra « les indigents civils blessés accidentellement; » mais il y avait loin de ce devoir de fraternité inscrit dans les lois et inspirant la création de l'assistance publique (loi du 20 janvier 1849) à une véritable institution de secours immédiats créés spécialement pour toute espèce d'accidents. Les 1400 hôpitaux et hospices français recueillent annuellement environ 430,000 individus de tout sexe; nos 11,580 bureaux de bienfaisance secourent 1,160,000 personnes; mais en dehors de ces traitements à l'hôpital ou à domicile, qui n'ont en vue que la diminution du paupérisme sous l'égide de la charité légale et de l'assistance privée, qu'avons-nous pour répondre aux exigences des malheurs imprévus ! Paris possède aujourd'hui 116 dépôts d'appareils de secours (34 pour les noyés et les asphyxiés, 82 pour les blessés et les malades) placés dans les postes de police, corps-de-garde de l'armée et des pompiers, bureaux d'octrois, etc., avec brancards, matelas, bouées de sauvetage et gaffes : la banlieue de la capitale est munie de 31 boîtes de secours pour les noyés, le long des canaux, chez les éclusiers et dans les postes du service de la navigation.

Mais est-ce bien là le dernier mot de cette assistance d'urgence? N'y a-t-il pas de graves inconvénients à soigner ainsi dans les postes publics, en présence de militaires et d'employés, dans des locaux très-étroits, avec un matériel insuffisant et un personnel incompétent, des épileptiques, des blessés de tout genre, des gens publiquement frappés par une syncope, des femmes enceintes surprises par les malaises de la grossesse ou les douleurs de la délivrance, des enfants attaqués par le croup, etc.? Evidemment existe là une lacune que la moralité, le succès des secours improvisés commandent impérieusement de combler; nous y reviendrons après quelques mots sur ce qui se fait à l'étranger.

En Angleterre, la Société humaine royale, fondée en 1774, a organisé près de 300 maisons de secours pour les individus subitement en danger; elle distribue des médailles et des certificats, à titre de récompenses. La maison de Hyde-Park, à Londres, consiste en un pavillon carré; des quatre pièces, une est affectée à un gardien expérimenté; la 2e, aux appareils de sauvetage, machine électrique, médicaments, etc.; la 3e, à une salle de bains; la 4e, à des tables en bois à plancher mobile, à une table d'étain que l'on peut remplir d'eau chaude, à un lit, etc. Il y a un médecin de garde en permanence.

La Société anglaise de sauvetage, fondée en 1824, possède aujourd'hui 240 canots de sauvetage et 239 stations sur les côtes du Royaume-Uni.

Cet exemple a été suivi : en 1824, par la Hollande ; — en 1838, par la Belgique (aujourd'hui 8 postes de secours pour 14 lieues de côtes); — en 1852, par le Danemark (39 stations); — en 1855, par la Suède (12 stations); — en 1865, par l'Allemagne du Nord (2 bateaux de sauvetage, 40 canots à avirons, 30 stations de porte-amarres); — en 1873, par la Russie (15 stations, 120 canots sur le littoral baltique); etc.

A Madrid, M. le Dr Rivero a institué un service libre de secours aux blessés avec dispensaire, traitement gratuit, brancards et brancardiers, médecin et infirmiers.

La Société des noyés, à Hambourg, a rendu les plus grands services.

Les guerres dont l'Europe et l'Amérique ont été les théâtres en ces derniers temps ont ravivé l'attention privée sur l'impérieuse nécessité d'instituer ces postes d'assistance. Grand nombre de Comités de secours aux blessés et de Sociétés de sauvetage se sont organisés en France et à l'Etranger. En France, M. le Minis-

tre de la Marine a prescrit (1868) l'ouverture d'un cours de sauvetage dans toutes les écoles d'hydrographie : 50 stations sont
actuellement organisées sur notre littoral.

Dès la fin de la guerre de 1870-1871, j'avais proposé le maintien en permanence de notre Ambulance « où, en cas d'accidents
de tout genre, les victimes trouveraient des secours tout préparés,
tout organisés, des soins spéciaux et intelligents dont l'application retardée peut, dans des cas d'urgence, entraîner de funestes
conséquences pour la vie des blessés : les instruments de sauve-
tages, les boîtes à asphyxies, les appareils à fractures, les objets
de pansements, les bandages ont, en effet, besoin en pareilles
circonstances d'être suffisamment approvisionnés, bien conservés,
convenablement appropriés, tenus en quantité suffisante ; il faut,
de plus, que leur emploi, leur application soient faits rapidement, surtout avec certaines connaissances........ Nous institue-
rions, ajoutais-je, des conférences, des exercices pratiques dans
une des salles de cette Ambulance, pour initier les personnes de
bonne volonté à l'application des secours d'urgence; car faire
convenablement un pansement, combiner et organiser utilement
des systèmes d'assistance instantanée est tout aussi important
que de s'exercer au tir, à la manœuvre du canon ou d'une pompe
à incendie. Tous ceux dont les connaissances pratiques en soins
d'urgence seraient reconnues suffisantes, recevraient le brassard
de la Croix-Rouge qui leur assureraient toute liberté d'action et
d'initiative dans des cas d'accidents sur la voie publique..... Et
j'exprimais le regret qu'une pareille installation de moyens matériels, une pareille organisation d'infirmiers, brancardiers et
panseurs volontaires, n'eût pas encore été réalisée » (1).

Et l'année suivante, je disais devant l'assemblée générale de
nos coopérateurs : « L'instinctive impulsion qui fait affronter un
péril pour sauver son semblable est, dans le cœur du marin-
sauveteur en face d'un perfide élément, exactement le même que
dans le cœur du courageux pompier au sein des flammes, du

____

(1) Pages 24 et 25 de mon Compte-rendu des opérations de la Société des
Hospitaliers d'Afrique, 1872.

médecin et du brancardier au milieu des balles ou d'une épidémie, d'un citoyen audacieux se jetant à la tête d'un cheval emporté, etc. L'alliance universelle des sauveteurs, quel que soit le théâtre de leur dévouement, est donc un fait tout naturel, dans la logique des choses. Il y a plus : le personnel chirurgical et administratif des Comités de secours est l'agent indispensable, l'auxiliaire nécessaire pour compléter l'acte spontané du sauveteur proprement dit, en rappelant ou conservant à la vie la victime que celui-ci vient d'arracher au péril...... Aux jours de notre défense territoriale toute récente, le drapeau de la Convention de Genève ne couvrait-il pas d'une même protection les Ambulances de terre et de mer?..... L'avenir de nos institutions de secours d'urgence est donc aux Associations puissantes par le nombre des adhérents, par les ressources financières, par la combinaison des moyens d'activité et d'assistance et par la communauté du nom, parce qu'elles auront celle du cœur » (1).

Ce sentiment intime de l'union fraternelle de tous les « soldats du sauvetage, » je le répète, doit généraliser, par l'initiative privée de Comités de secours permanents, l'organisation d'Ambulances de secours d'urgence. Je ne doute pas que l'exemple que nous avons pris après la guerre de 1870-1871 ne trouve des imitateurs dans toutes les grandes villes et chefs-lieux de cantons. Les Compagnies de Pompiers, les Sociétés de Sauvetage, les Comités de secours aux blessés, formeront le noyau permanent du personnel intéressé à l'installation de ces postes placés dans un local municipal. Les habitants se feront un devoir de contribuer à soutenir, par des dons en nature ou en argent, les ressources de ces utiles infirmeries publiques, surtout dans les localités privées d'hôpitaux : chaque citoyen y trouvera cet avantage pour son compte personnel, qu'en cas de nécessité de secours, il saura où quêter une assistance efficace, rapide et intelligente.

(1) Page 89 de mon Compte-rendu de 1873.

CHAPITRE II

Aptitude et obligations individuelles pour l'assistance d'urgence.

Tout individu n'est pas apte à donner une assistance efficace dans un cas d'urgence. Le médecin ne s'en aperçoit que trop quand il cherche dans une foule curieuse quelques aides intelligents ou pouvant répondre à sa confiance et aux besoins de la situation. Il n'y a pas que l'instruction théorique sur les secours d'urgence qui manque à ces personnes toutes inspirées par le dévouement le plus charitable; il leur faudrait aussi des aptitudes physiques et intellectuelles, générales et particulières.

Ainsi, une bonne constitution exempte d'infirmités qui gêneraient la liberté des mouvements, l'équilibre régulier du corps ou des membres pendant la marche, une somme de forces suffisantes, une certaine dextérité manuelle, de la souplesse dans les fonctions musculaires, etc., toutes conditions importantes pour remuer ou transporter un malade, un blessé sans lui faire subir un surcroît de souffrances inutiles.

Dans ce but, il est avantageux de se dépouiller rapidement des vêtements dont les parties flottantes, tels que les manteaux, les pans de paletot, les châles, pourraient gêner la liberté des membres ou se trouver prises sous le corps du blessé.

Réclamons beaucoup de douceur, de patience, de prudence, de réserve, d'obéissance passive aux prescriptions du médecin, pour ne pas ajouter aux douleurs du patient des émotions vives, des inquiétudes regrettables sur son état réel, sur les suites de ses lésions, etc. En pareil cas, les paroles et les gestes doivent être, pour ainsi dire, comptés et très-circonspects.

Inutile de rappeler l'importance d'une vie sobre et surtout de l'abstention des liqueurs fortes, dont l'usage continuel entraîne de la dureté dans le caractère, de la brutalité dans les manières, de la licence dans les mœurs.

Les malades et les blessés doivent toujours être abordés, non pas avec répugnance, mais bien avec le sentiment d'un devoir sacré; c'est un poste d'honneur qui n'est pas toujours sans danger, par exemple, dans les épidémies, à la guerre. Il n'y a rien de vil dans des fonctions provisoires et instantanées qu'inspire l'amour du prochain.

Ne pas oublier que l'homme qui souffre a des mouvements d'humeur bien excusables et qu'il faut supporter avec la plus exemplaire indulgence. On doit tâcher de porter l'attention du patient sur d'autres sujets que sa douleur, distraire l'enfant en l'amusant, la femme en la faisant causer. Mais aux interrogations des individus sur la gravité de leur état, il faut répondre dans un sens tout-à-fait consolateur et bien se garder de raconter ou de laisser raconter des accidents analogues et suivis d'opérations cruelles, d'infirmités ou de la mort. Bien au contraire, la conversation doit tendre à ranimer l'espoir et à faire diversion aux faits actuels. Les blessés sont toujours inquiets au sujet des suites de leurs lésions; on s'abstiendra rigoureusement de parler à voix basse près d'eux, afin de ne pas exciter leur défiance et leurs appréhensions.

S'il se trouve, parmi les assistants, des parents ou des amis intimes du malade ou du blessé, il faut de préférence les placer près d'eux pour leur prodiguer des consolations plus affectueuses, des encouragements plus sympathiques, des satisfactions plus touchantes, puisqu'elles sont guidées par la connaissance des habitudes, des caprices, des goûts, du caractère.

Le brancardier, l'infirmier volontaire ne doivent laisser échapper aucune occasion de se tenir au courant de la théorie comme de la pratique de l'assistance instantanée, soit par la lecture des ouvrages qui en traitent, soit par la répétition fréquento du maniement des appareils, des pièces de pansement, etc. Ils doivent se rappeler que si l'instruction du tir est indispensable au soldat, l'art de porter secours n'est pas moins utile à un bon citoyen. Ainsi, par exemple, comme le disait (1868) le Secrétaire du *Life-boat Institution*, « la mission d'aller secourir des naufragés est une mission de dévouement, d'abnégation ; elle ne peut être sans danger, et exige de la part des marins habileté, présence d'esprit et intrépidité. »

Il y a plus : de l'initiative et de l'ingéniosité sont également des qualités bien précieuses ; il s'agit bien souvent, en présence de ressources à peu près nulles, d'improviser le mode d'assistance, ainsi pour donner au blessé une position moins fatigante, moins douloureuse, pour organiser un système de transport, etc. Il faut alors trouver le moyen de faire beaucoup avec peu, avec ce qui se rencontre sous la main.

Réciproquement, une grande économie dans l'emploi des ressources d'assistance est de rigueur. On n'a pas toujours à sa disposition tout ce dont on aurait besoin, et il faut, dès le début des secours, ménager avec prudence le peu dont on dispose : ainsi, pour le linge qu'on ne doit jamais couper inconsidérément, pour les liquides approvisionnés parfois à grand'peine ou à des distances assez éloignées et dont le renouvellement serait difficile, surtout la nuit, etc.

L'activité d'esprit est encore une condition importante, car il faut, non-seulement penser à la préparation du nécessaire, combiner les moyens souvent faibles, restreints, dont on dispose, tirer parti convenable de ce que des cœurs charitables vous offrent, mais encore prévoir les suites de leur utilisation, s'assurer des ressources de secours pour le lendemain, etc.

Il convient, répétons-le, que les soins d'urgence soient donnés par des personnes initiées à leur mécanisme. Un blessé conduit sur un brancard est exposé à des secousses fort douloureuses, si les porteurs ne sont pas exercés au maniement cadencé de cet appareil, s'ils ne marchent point d'un pas égal, régulier. De même, le dépôt du blessé doit être fait avec lenteur, circonspection, harmonie dans les mouvements des brancardiers. C'est pour de tels motifs de premier ordre que j'ai insisté dans le chapitre précédent, pour que le brassard de la Convention de Genève servît à désigner ceux des Hospitaliers-Sauveteurs qui ont été reconnus aptes à porter des secours.

On a vu que les personnes qui se dévouent à l'assistance d'urgence doivent écarter tous les curieux inutiles et les individus dont les propos inconsidérés seraient de nature à inquiéter le blessé ou le malade. Cette confraternité dans le dévouement est souvent fort difficile à maintenir : on doit toujours un bon accueil à ceux qui offrent de se rendre utiles et partager avec chacun la tâche délicate du soulagement; mais il ne faut pas de prééminence de la part de qui que ce soit. Le sentiment d'un devoir accompli en commun peut seul guider l'entente de ceux qui coopèrent à l'assistance, afin d'inspirer la confiance au blessé et le respect pour les personnes dont le concours utile est demandé ou consenti. Quiconque sent que son voisin agit plus intelligemment, d'une façon plus rationnelle, doit à sa conscience de céder à des avis d'une supériorité évidente. Surtout, point de disputes ni de tiraillements, le bénéfice de l'assistance serait entièrement mais cruellement compromis.

Quand il s'agit de porter des secours à une femme, à une jeune fille, la décence la plus absolue dans les paroles, les gestes, les regards devient d'une rigueur absolue. En pareils cas, les enfants, les jeunes gens doivent être écartés.

Il importe que pendant le transport des blessés, pendant l'administration des soins, le plus âgé des assistants porteurs du brassard de la Croix-Rouge prenne la direction de la surveillance générale, de l'ordre public, afin d'éviter toute gêne dans la marche du convoi, tout encombrement, tout obstacle dans l'accomplissement des devoirs de chacun, soit dans une maison particulière, soit dans une infirmerie, ambulance ou dépôt de secours; mais ce, bien entendu, seulement jusqu'à l'arrivée du Médecin.

Il peut se présenter que des personnes blessées ou atteintes d'un mal subit se préoccupent à tort ou à raison de la gravité de leur état et désirent recevoir immédiatement les consolations de la Religion. C'est un devoir impérieux de souscrire à leur volonté, au nom de la liberté de conscience. Quel que soit leur culte, le prêtre, le pasteur, le rabbin, etc., doit être prévenu sur-le-champ. En outre de la satisfaction personnelle du devoir religieux, l'effet moral de ces épanchements et de ces consolations est toujours puissant; il rend courage et confiance aux patients.

En même temps qu'on fait chercher le ministre religieux, il convient d'envoyer près de la famille du malade quelqu'ami, quelque connaissance qui sache, avec tous les ménagements possibles, prévenir de ce qui est arrivé, et préparer les parents à l'arrivée très-prochaine de la victime.

Mais le plus essentiel des mérites dans l'assistance instantanée, c'est de s'arrêter consciencieusement dans l'élan de son dévouement, de bien se rappeler ce que l'on peut faire et de ne jamais oublier ce qu'on ne doit pas faire (1). C'est ainsi qu'on ne saurait jamais se permettre de couper des chairs pendantes, de tirailler les membres fracturés, les articulations entorsées, de faire marcher les malades et les blessés malgré eux, de les gorger de spiritueux sous le prétexte qu'ils sont faibles, etc.

Il est précieux de se mettre en mémoire les moindres incidents qui ont marqué l'accident, la position du blessé, les divers phénomènes qu'il a présentés, faire garder les matières rejetées, etc., tous renseignements qui seront utiles au Médecin pour asseoir son diagnostic et hâter son choix des moyens de soulagement ou de guérison.

Enfin, c'est dans les grandes catastrophes, dans les sinistres, tels les éboulements de maison, les incendies considérables, les naufrages, les collisions armées, etc., que les infirmiers volontaires doivent déployer les qualités les plus exemplaires sous le rapport de la patience, du courage et de l'intelligence; il s'agit alors d'aller à la recherche des blessés, des victimes, au milieu

(1) Les dames de Bavière viennent d'inaugurer à Munich une institution destinée à former des infirmières qui soigneront les malades en temps de paix et de guerre. — Louable initiative qui devrait, en tout pays, trouver d'intelligents imitateurs!

des débris de toute sorte, au milieu des dangers les plus appa-
rents, de fouiller des ruines amoncelées ou fumantes, des gouffres
béants, pour en extraire quelque corps à ranimer, missions toujours minutieuses et pénibles, dans lesquelles on ne sauve parfois
une vie qu'en faisant le sacrifice de la sienne.

CHAPITRE III

Matériels de secours.

Que le secours d'urgence doive être donné sur place, à domicile ou dans une ambulance, il faut toujours un ensemble et un approvisionnement suffisants de moyens d'action. L'industrie s'est emparée du principe de cette nécessité et a confectionné un certain nombre d'appareils, d'engins, de boîtes, de sacs d'assistance, etc. La disposition et le contenu de ces objets varie selon la nature des accidents et le but spécial du secours : ainsi, il y a des appareils de sauvetage, des instruments pour les asphyxiés et les noyés, des sacoches à pansement, des pharmacies portatives ou fixes, etc.

Passons rapidement en revue les principaux systèmes et les organismes plus ou moins perfectionnés de ces divers matériels de secours, en faisant observer, une fois pour toutes, qu'ils doivent être, dans toutes leurs parties, constamment tenus en état, en nombre, au complet, de façon à ne jamais faire défaut au premier appel.

A. — *Blessures de guerre.*

Le personnel d'une ambulance de l'armée, fixé par le Règlement de 1831, est de 7 médecins, 2 pharmaciens, 4 officiers d'administration et 20 infirmiers : il est aujourd'hui reconnu comme insuffisant des deux tiers au moins. Aussi, pour obvier à l'encombrement des blessés et malades, des Sociétés volontaires de secours se sont-elles organisées de toutes parts. Il est de toute justice de citer comme le modèle de ces créations civiles les ambulances de la Société française de secours aux blessés militaires des armées de terre et de mer; chacune d'elles comprend comme: 1° Personnel : 5 chirurgiens, dont 1 en chef, 22 aides et sous-aides, 52 infirmiers, dont 4 sous-officiers ou caporaux, 1 aumônier, 1 pasteur, 3 comptables; — 2° Uniforme : tunique de la marine, gilet et pantalon en drap bleu, bottes molles, képi brisé avec la croix rouge internationale; — 3° Matériel : 40 chevaux, dont 12 de trait pour transport de 8 voitures, 17 grandes tentes à 24 lits chacune, 51 petites tentes, un grand nombre de caisses de linge, 300 brancards et 100 civières. Une ambulance ainsi organisée peut, à chaque bataille, soigner 1,500 à 2,000 blessés : dépense totale, 150,000 francs.

Le matériel proprement dit d'une ambulance comprend donc tout ce qui est indispensable pour les opérations, les pansements, l'alimentation, le transport et le coucher des blessés ou malades. Quand les routes le permettent, ce matériel voyage dans des caissons ou fourgons; sinon, il est en partie conduit à dos d'animal (mulets ordinairement) dans des caisses de moyenne grandeur dites cantines d'ambulance.

Le service de la réserve formé au quartier général et sur les derrières de l'armée assure le renouvellement et l'approvisionnement du matériel nécessaire : les instruments de chirurgie sont déposés dans des caisses dites à amputation, à trépan et à couteaux de rechange; les blessés y couchent sur des demi-fournitures, c'est-à-dire, par homme, paillasse, sac à pailles, couverture, 3 draps, 3 bonnets de nuit.

L'ambulance volante, celle qui porte des secours d'urgence, a pour personnel 2 chirurgiens, 1 officier d'administration et 2 infirmiers; pour matériel, un caisson, ou en cas d'impossibilité de l'utiliser, quelques paniers ou caissons chargés sur un des chevaux de l'attelage. Une partie du personnel opère derrière la ligne pour relever les blessés et les transporter sur les brancards à l'ambulance de dépôt où a lieu le pansement.

Quand il n'y a aucune habitation disponible aux environs d'un champ de bataille, ou que le nombre de ces demeures est insuffisant, les hôpitaux temporaires de secours, c'est-à-dire les ambulances, sont constitués par des baraques en planches ou moitié en maçonneries, soit par des tentes (toiles supportées par une charpente) plus ou moins grandes.

D'après l'instruction du 15 mars 1872, les cantines d'ambulance du service en campagne, mises par paires à la disposition d'un bataillon, doivent contenir :

1° Médicaments : thé, 100 gr. — Amadou, id. — Cire jaune, id. — Acide acétique concentré, 130 gr. — Alcali volatil, 100 gr. — Chloroforme, 150 gr. — Calomel, 25 gr. — Acétate de plomb cristallisé, 100 gr. — Alcoolat de mélisse, 60 gr. — Alcool camphré, 1000 gr. — Alcoolé de cannelle, 100 gr. — Alcoolé d'extrait d'opium, 30 gr. — Nitrate d'argent fondu, 5 gr. — Cérat simple, 250 gr. — Ether sulfurique, 100 gr. — Extrait d'opium, 125 gr. — Extrait de réglisse, 1000 gr. — Perchlorure de fer liquide, 230 gr. — 25 feuilles de sinapisme. — Sulfate de quinine, 50 gr. en pilules d'un décigr. dans cinq étuis en fer-blanc. — Colophane, 100 gr. — Ipéca pulvérisé, 50 gr. — Emétique, 10 gr. — Sparadrap gommé, 250 gr. — Percaline adhésive, 4 mètres.

2° Objets de pansement : 50 grandes bandes roulées, 200 moyennes, 25 petites. — 10 bandages de corps. — 4 triangulaires. — 10 écharpes. — 2 suspensoirs. — 75 grandes compresses, 200 moyennes, 75 petites, 50 fenêtrées. — 5 kilog. de charpie. — 250 gr. de filasse. — 500 épingles. — 20 aiguilles. — 8 éponges fines. — 250 gr. de ruban de fil. — 75 gr. de fil à coudre. — 6 gobelets de 30 cent. — 6 pots de tisane d'un litre. — Quelques flacons en verre de 12 et 25 centil. — 1 gamelle à pansement. — Bougeoir et bougies, crayons, etc.

3° Instruments : 1 boîte pour les asphyxiés. — 1 seringue en étain, à piston et double parachute, 120 gr. — 8 attelles pour fractures de bras et avant-bras, 4 de cuisse, 4 de jambe, 2 semelles, 4 palmaires. — 1 seringue à injection en étain.

Cette paire de cantines, toutes complètes, est cotée 352 f. 58 c.

Chaque bataillon est pourvu, pour le service de son chirurgien, d'un sac d'ambulance, havre-sac avec poche en toile, compartiments en bois garnis en toile, couvercle en fer-blanc fermant à touret et à cadenas. En voici le contenu : Amadou, 25 gr. — Cire jaune, 6 gr. — Alcali volatil, 30 gr. — Chloroforme, 40 gr. — Sulfate de quinine, 4 gr. — Alcool camphré, 120 gr. — Cérat simple, 60 gr. — Ether, 30 gr. — Perchlorure de fer, 50 gr. — Emétique, 30 gr. — Laudanum, 30 gr. — Bandes roulées, 750 gr. — Grand linge, 165 gr. — Petit linge, 750 gr. — Charpie, 500 gr. — Epingles, 600. — Coton cardé, 100 gr. — Fil à coudre, 10 gr. — 5 attelles pour le bras, — 4 attelles en fil de fer avec rubans. — 1 gobelet. — 1 lampe à alcool. — Bougie. — Étui à aiguilles. — (Prix du havre-sac vide, 35 fr.; de son contenu, 28 fr. 45 c.)

A ce sac d'ambulance est jointe une trousse d'instruments de chirurgie qui renferme : 6 aiguilles à suture. — 2 bistouris. — 1 couteau à désarticulation. — 1 couteau droit. — 1 clef de Garengeot. — 1 crochet de Graef avec éponge. — 1 paire de ciseaux forts, coudés. — 50 épingles à sutures. — 1 pince tire-balle. — 1 pince à artères. — 1 pince à torsion. — 6 serre-fines en argent. — 1 scie avec lame de rechange. — 1 sonde d'homme en argent. — 1 sonde exploratrice en étain. — 1 sonde œsophagienne en gomme. — 1 tourniquet à une pelote.

Cette trousse garnie coûte 92 fr. 35 c.

Pour la cavalerie, le sac est remplacé par une paire de sacoches en cuir de vache, noir, corroyé, toutes deux réunies par deux grandes courroies avec poches en cuir : vides, elles valent 73 fr. les deux.

Enfin, le rouleau pour secours aux asphyxiés comprend : 1 peignoir très-long en molleton blanc, avec capuchon. — 1 frottoir en serge. — 2 gants en crin noir. — Le tout renfermé dans un étui en coutil rayé, simulant un rouleau. Prix du tout : 30 fr.

Nous indiquerons au chapitre suivant la composition de la boîte de secours pour blessés, d'après l'ordonnance du Préfet de police.

L'armée possède sous le nom « d'infirmiers de visite » des militaires dressés à l'exécution des pansements simples, des bandages. Leur marque distinctive consiste en un caducée entouré de deux branches, l'une de laurier, l'autre de chêne, le tout en fil blanc, porté au collet de la tunique et sur la patte du collet de la capote. Lors de son entrée en fonctions, chacun d'eux reçoit une trousse contenant une paire de ciseaux droits, un rasoir, une pince à pansement et une spatule (lame de fer destinée à étendre les corps mous).

Après ces divers renseignements sur le personnel et le matériel médical des ambulances, nous arrivons à la partie essentielle du secours d'urgence, le brancard sous forme de litière, cacolet, voiture, etc.

Il est divers modèles de brancard proprement dit : le plus simple, le plus léger, le plus portatif est toujours celui de Percy, l'illustre chirurgien en chef des armées françaises du premier empire. Il se compose : 1° de deux bras en hêtre, de 3 m. 45 c. de long, arrondis, mais moins volumineux aux extrémités, lesquelles sont garnies en fer; 2° d'une toile double, à coulisse sur les bords les plus longs, en fort coutil, de 1 m. 80 c. de long et pouvant être portée en bandoulière ou en ceinture; 3° de deux traverses, en bois léger (hêtre), dont les deux angles supérieurs sont percés d'un trou de la grandeur nécessaire pour recevoir les bras des bâtons précédents : chaque traverse est armée, au-dessous du trou précité, d'un pied rectangulaire assez long pour élever le brancard de 30 centimètres au-dessus du sol, hauteur suffisante pour que le brancard soit facilement saisi par les porteurs. Il va sans dire que la longueur des traverses doit être en rapport d'une part avec celle de la toile qu'elle ont pour but de tendre aussi complètement que possible, et de l'autre avec la largeur des hanches des porteurs dont les mouvements ont besoin d'être très-libres. Or, une moyenne de 50 centimètres suffit. Percy avait fait peindre ces traverses bleu de ciel, et ces supports légers étaient placés au-dessus du sac des brancardiers : quant aux bras, mis également en couleur et ornés d'un fer de lance, ils leur servaient d'armes.

Ajoutez à ce brancard un abri pour la tête, composé de deux fils de fer s'entrecroisant et roulés avec deux morceaux d'étoffe légère, le tout caché dans une rainure du bord supérieur d'une des traverses, et l'on aura le brancard le plus léger, le plus commode, le plus complet.

En cas d'accident dans un endroit éloigné de toute ambulance, on improviserait un brancard avec une porte, deux planches réunies bord à bord, une échelle, des branches d'arbres, des fusils agencés, etc., tous objets sur lesquels seraient disposés deux bottes de paille ou de foin, soit un lit d'herbes sèches, et où l'on abrite le blessé sous des manteaux, des couvertures, des draps, etc.

Règle générale pour le maniement du brancard : le plus grand des porteurs se place, quand on est sur un plan horizontal, à la tête du blessé; sur un plan incliné, les pieds de ce dernier doivent toujours être plus élevés que la tête.

M. de Beaufort, secrétaire de la Société française de secours aux blessés, a composé un brancard fort simple au moyen de deux longues branches d'arbres fermement maintenues parallèles à l'aide de deux traverses plus courtes et d'un lacis étendu de cordages sur lesquels on fait une sorte de lit avec les vêtements du blessé.

La Commission sanitaire hollandaise a dernièrement adopté, pour le transport des blessés dans l'expédition d'Atchin, le brancard suivant, dont le poids n'est que de 10 kilog. 1/2. Il consiste en une espèce de toile longue de 2 mètres et large de 1 m. 3 : deux cordes fixées aux deux extrémités sont passées à travers de petites baguettes de bambou destinées à tenir la toile tendue. Ces cordes sont attachées à une forte tige de bambou, longue de 4 m. 75 c.; des chevilles en bois de djatti, autour desquelles les cordes du hamac sont fixées, empêchent celui-ci de glisser sous le poids du blessé. Aux deux extrémités du brancard pendent des morceaux de bambou creux, remplis d'eau destinée à laver les blessures. Les deux porteurs sont munis d'une perche en bambou qu'ils peuvent planter dans le sol et sur laquelle ils peuvent placer le brancard pendant quelques instants, sans être obligés de déposer le blessé sur le sol. Enfin, un dais, en forme de toiture, ne pesant que 2 kilog., est jeté sur le brancard et forme un abri contre les rayons du soleil. *(La Charité sur les champs de bataille,* Revue mensuelle par le Dr Van Holsbeeck; Bruxelles, 1871, 9e fascicule).

Pour éviter aux blessés, surtout aux malades, les secousses inséparables du transport à bras et la perte de temps que les stations de repos nécessitent pour les brancardiers, on a fait usage, lors des guerres du Danemark et du Mexique, du brancard à roues, sorte de cadre oblong, un peu courbé, appuyant sur deux ressorts reliés par un axe commun, avec deux roues en fer très-légères; aux deux côtés, deux tiges terminées en arrière et en avant par des poignées; le chevet, composé d'un plan incliné rempli par une forte toile destinée à recevoir la tête du blessé est couvert d'une cape tombante; sous le chevet, un compartiment pour médicaments et rafraîchissements; au pied du cadre est fixé un morceau de toile qu'on déroule et accroche à ladite cape pour couvrir entièrement le malade; enfin, deux pieds articulés, repliés le long des tiges quand ils ne servent pas, permettent de conserver l'horizontalité au brancard lorsque le transport nécessite un temps de repos. M. le Dr Gori, le savant directeur du Comité de secours d'Amsterdam, à qui j'emprunte cette description, fait remarquer avec raison qu'ici l'avantage principal consiste à n'employer qu'un homme pour conduire ce brancard roulant, ce qui permet à deux brancardiers de s'entr'aider pendant le même trajet à parcourir.

2° Les voitures les mieux suspendues ont l'inconvénient d'imposer des secousses toujours douloureuses et fatigantes, surtout aux blessés des membres. Puis, quand il y a un grand nombre de blessés à enlever, à la suite d'une grande catastrophe ou d'une bataille, elles gênent la circulation publique, ralentissent l'activité des brancardiers. Aussi est-il parfois nécessaire de leur assigner un stationnement ou bien de leur indiquer le périmètre dans lequel chacun d'eux devra opérer. En résumé, les voitures ne conviennent qu'aux blessés légèrement atteints, aux malades pris de fièvre : les uns et les autres s'y installent sur des banquettes longitudinalement disposées. La Conférence internationale de Vienne a décidé tout récemment (octobre 1873) que les voitures pour le transport, par terre, des blessés, doivent avoir une toiture permanente avec galerie, où l'on suspendra sacs et armes des blessés, fourrage des chevaux pour 48 heures; de plus, être closes et munies d'un sabot, d'un frein, de lanternes à l'avant et à l'arrière, de rideaux, d'un système de suspension pour les hommes qui doivent rester couchés, de bancs en bois avec pieds et charnières pour ceux qui pourront rester assis.

Les Américains ont un wagon-hôpital deux fois plus long que le wagon français, et offrant de chaque côté trois étages de cinq couchettes séparés par un couloir; à chaque bout, les accessoires indispensables aux secours et traitement; pour couchettes, des brancards pourvus de matelas, oreillers, couvertures, et suspendus à des poutrelles verticales par des anneaux de caoutchouc qui annihilent en grande partie les fatigues de la trépidation.

Les hamacs de la marine ont été proposés dans le même but; mais l'expérience a fait reconnaître qu'ils exposent à un mouvement latéral peu supportable et qui détermine une sorte de mal de mer.

La conférence internationale de Vienne, précitée, a également décidé que chaque Gouvernement devra *obliger* les administrations de chemins de fer à se procurer un certain nombre de wagons pour le transport des blessés et à les tenir prêts en cas d'accident sur la ligne, munis de tous les appareils indispensables, aménagés de façon à se charger aussi bien sur les côtés que de front et à communiquer intérieurement entre eux; une température à peu près égale y sera assurée par une double toiture, un double plancher et un appareil de chauffage; la ventilation et l'éclairage y seront régis par des instructions spéciales; chaque blessé aura au moins 4 mètres cubes d'espace; des entre-deux élastiques préviendront les secousses trop violentes; on ne transportera pas plus de dix blessés à la fois dans le même wagon; un train sanitaire ne pourra avoir plus de cinquante roues; les wagons des médecins et de la cuisine seront au centre, celui des employés à la queue du convoi; de temps en temps, des trains destinés au transport des blessés devront être réunis dans les grands centres de population, afin que le personnel ait l'occasion de se former au service pratique.

Inutile de faire remarquer qu'en cas d'urgence, des wagons à marchandises peuvent être facilement et promptement appropriés au transport des blessés, ou des malades en temps d'épidémie.

Et à ce dernier sujet est-il besoin de dire que dans tous les cas où des moyens de transport (brancards, wagons, bateaux, etc.) ont servi à des blessés ou à des malades atteints de maladies contagieuse ou épidémique, on doit scrupuleusement désinfecter ces récipients au moins une fois par jour, en les lavant avec de l'eau contenant par litre 5 grammes d'acide phénique ou 10 grammes de chlorure de chaux ?

3° Quand on doit faire un transport assez long et par des chemins où les voitures ne sauraient passer, on utilise le *cacolet*, sorte de fauteuil composé par des branches de fer articulées à charnières, et muni d'une planchette pour les pieds, retenue par deux courroies en cuir; — ou bien encore la *litière*, couchette en fer à panneaux articulés, de façon que l'individu puisse y coucher horizontalement; des cerceaux mobiles, recouverts d'une toile, l'abritent contre les injures de l'air. Le cacolet, comme la litière, s'accroche par paires au bât d'un cheval ou d'un mulet. Le placement d'un blessé exige toujours qu'on fasse le contre-poids du côté opposé (1).

4° Restent encore à indiquer les *hôpitaux flottants*, transformés pour le transport des éclopés ou des malades. M. Fergusson, ancien médecin de la marine hollandaise, a dernièrement publié une brochure dans laquelle il propose d'étendre aux guerres maritimes l'institution de la Convention de Genève pour le sauvetage des blessés. Il propose : 1° un vaisseau-hôpital; 2° des canots de sauvetage; 3° un petit équipage de sauveteurs, sous la protection de la Croix de Genève; 4° un navire-hôpital dans les ports, et qui, peint en blanc avec des croix rouges, prendrait les blessés, amis et ennemis indistinctement. Pendant le combat, les sauveteurs, vêtus de blanc avec la Croix de Genève, armeraient les

----

(1) On trouvera dans l'*Essai sur les moyens de transport et les secours en général aux blessés et aux malades*, avec atlas de 22 planches, par M. le docteur Van Dommelen, médecin principal de l'armée hollandaise, l'exposé lumineux, complet et comparatif des ressources d'urgence adoptées par les principales nations.

canots de sauvetage, amèneraient au loin les bouées de sauvetage: ils ne seraient employés qu'à ce service.

B. — *Submersions, Naufrages, Inondations, etc.*

Avant de se jeter à l'eau dans un cas d'urgence, toute personne doit avoir soin de se défaire de ses chaussures, de dénouer les attaches inférieures du caleçon, de sortir ses poches retournées, afin de ne pas traîner avec elles des masses d'eau fort inutiles et gênantes dans une tâche qui exige tant de célérité et de sûreté dans l'action.

Le sauvetage d'un individu qui se noie n'est pas toujours facile; la victime s'accroche parfois à son sauveur, dont elle paralyse les mouvements jusqu'à ce qu'elle ait perdu connaissance. On ne doit donc pas écouter le conseil assez lâche de ceux qui, par crainte d'un danger à peu près chimérique, vous crient de laisser se débattre le malheureux désespéré : en d'autres termes, qui vous conseillent de le laisser...... mourir, ni plus ni moins. Le sauveteur, au contraire, doit le saisir rapidement par derrière, surtout par les épaules, pour l'immobiliser, la face hors de l'eau, le pousser à distance en appuyant avec l'épaule droite. Si l'individu fait des mouvements désordonnés, s'emparer brusquement de la partie inférieure de l'avant-bras droit et le ramener vivement derrière sa tête : instinctivement le noyé ramène l'autre main derrière la nuque sur la main gauche du sauveteur, qui peut alors nager debout et se diriger plus aisément avec son précieux fardeau.

Parfois, ne sachant pas nager, le noyé se raidit de toutes ses forces et perd la ligne de flottaison, ce qui gêne la progression. Dans ces cas, après l'avoir rassuré et lui avoir rendu confiance, on le soutient un instant à bras tendu sous une aisselle, on l'invite à rester les jambes allongées, puis on l'emmène en se renversant sur le dos et en plaçant sur sa poitrine la tête de l'imprudent.

Le sauveteur peut encore renverser le naufragé sur le dos, puis le tenir avec la main gauche par les cheveux, la barbe ou le menton, voire même le collet de son habit, de façon à lui conserver la face hors de l'eau ; en même temps, de la main droite restée libre, on aide à la natation, on saisit les amarres, cordages, perches, bateaux de sauvetage, soit encore les écueils à sa portée.

Si le noyé a disparu sous l'eau, ce dont on est averti par les bulles d'air qui viennent à la surface, le plongeur s'efforcera de le lancer, par des coups de tête et d'épaule, à la couche supérieure du liquide pour venir respirer, et conduire le sujet en le saisissant comme il a été dit tout-à-l'heure.

Lorsqu'en revenant avec le noyé, le sauveteur rencontre des courants violents à remous et à tourbillons, il doit avoir la présence d'esprit de les franchir en redoublant de vitesse.

Nous bornons à ces quelques indications les principes du sauvetage d'un noyé, renvoyant pour plus de détails à un excellent article de M. Ferrand, de Lyon, inséré dans les Annales du sauvetage maritime, tome III, p. 305.

La *bouée* et la *ligne*, dont il sera question plus loin, ne peuvent pas toujours être utilisées par un homme qui, tombant à l'eau, perd son sang-froid et sa présence d'esprit : d'ailleurs, elles sont inutiles à un individu en état d'ivresse. M. Legrand, du Hâvre, les remplace par une *gaffe* d'un prix minime, composée d'une gaule en sapin, longue de 6 mètres, portant à l'un de ses bouts un grappin en fer à trois branches de 25 centimètres et à pointes arrondies : à un mètre au-dessus, se trouve fixée une traverse en frène de 40 centimètres, que l'on peut saisir à deux mains et même enfourcher, et dont chaque extrémité est munie d'une ligne double, courte, portant une petite bouée, et assez longue pour que le naufragé la passe autour du corps ou d'un bras. Tout individu tombant à l'eau a donc ici toutes chances de saisir ou le manche, ou la barre transversale, ou les lignes flottantes ; s'il descend sous l'eau, la gaffe permet de le rattraper par ses vêtements. C'est là certainement un appareil très-simple, à placer en permanence sur les quais, autour des bassins, sur les navires lors de l'embarquement et du débarquement des voyageurs, le long des rivières, etc.

La *pince* imaginée par Braash, la *drague* de Müller sont d'un maniement bien plus difficile que les gaffes ordinaires et les plus simples, portant des crochets mousses ou boutonnés.

Parmi les *lignes* de sauvetage, il faut signaler celle de M. Dédde, composée d'un très-fort ruban de fil, long de 10 mètres, portant à une extrémité deux crochets en fer à plusieurs branches, susceptibles de s'attacher aux vêtements ou d'être énergiquement saisies par l'homme en danger : à l'autre extrémité, un anneau qui se passe au doigt de la personne qui le lance. L'appareil se porte en poche dans une petite boîte, analogue à une tabatière, et qui, fermant hermétiquement, de manière à retenir le petit bout de la ligne, lui fait office de flotteur et permet, par sa couleur claire et brillante, d'être aperçue de nuit comme de jour.

Généralement, l'individu qui tombe à l'eau, dans un bassin, par exemple, et ne sait pas nager, voudrait bien s'accrocher à un corps quelconque : s'il est à peu de distance de terre, la main, un vêtement dont on se dépouille à l'instant, peuvent arriver jusqu'à lui. Mais s'il est hors de portée? M. Torrès, du Hâvre, a, pour ces cas, imaginé une corde de 6 à 12 mètres, garnie, dans toute sa longueur, de cabillots en bois placés de distance en distance et terminée par une bouée en liège et par un œil. L'individu à qui on la lance peut s'y raccrocher ou s'en entourer, se faire haler à terre ou attendre de sang-froid le secours d'une embarcation. M. Brunel, lieutenant des douanes à Dieppe, a composé une réduction très-portative de la ligne Torrès : son appareil consiste en une petite corde (appelée *libouré* par les marins) assez forte pour soutenir un homme sur l'eau. A l'une des extrémités est fixée une petite bouée que l'on peut lancer à l'individu en danger; l'autre extrémité est terminée par un petit grappin à l'aide duquel on harponne le naufragé, s'il n'a pas saisi la bouée. Cet appareil, d'un petit volume, tient facilement dans la poche du douanier en faction sur le quai.

La *ceinture* de sauvetage permet aux riverains de s'avancer dans les brisants au secours des naufragés, et à ces derniers (marins, pêcheurs, etc.) d'attendre de l'assistance ou de gagner plus sûrement les rochers, les points d'abordage. Celle que la

Société centrale des naufragés a adoptée se compose de larges plaques de liège cousues sur une bande de toile : l'appareil est maintenu sur le corps au moyen de deux bretelles et d'une ceinture que l'on serre autour de la taille.

Il faut ranger dans la catégorie de ces objets utiles les *flotteurs* sous forme de cylindres métalliques remplis d'air, les chapelets de gourdes réunies autour de la ceinture, les flotteurs à air, d'une sécurité toujours problématique en raison de la difficulté d'en conserver assez longtemps l'intégrité. Une foule d'appareils ingénieux ont été proposés pour permettre à l'homme, naufragé ou isolé, de garder ainsi dans l'eau toute la liberté de ses mouvements. A l'Exposition universelle du Hâvre, on a admiré le système de M. Stoner, américain, composé d'une cuirasse de liège et d'un vêtement de caoutchouc ne laissant de découvertes que la figure et les mains, — et d'un appareil de fer-blanc renfermant un pavillon dont la hampe, haute de cinq pieds, se déploie au moyen de cinq charnières, une boite de chandelles romaines, une autre de flammes de Bengale, des fusées, un revolver, des allumettes, du papier et un crayon, des vivres pour huit jours ! Cette boîte insubmersible et hermétiquement fermée soutient à fleur d'eau deux hommes qui s'accrochent à des anses.

Le *vêtement* de M. Sélingue est un paletot ordinaire de marin, en toile huilée, mais double et pouvant se remplir d'air au moyen d'une embouchure à vis disposée près du collet et à portée de la bouche : une ceinture serre la taille. C'est donc un bon vêtement en cas de mauvais temps, mais pouvant se transformer instantanément en ceinture ou flotteur de sauvetage.

En définitive, tous les appareils flottants, qu'on décore parfois du nom de *scaphandres* (c'est-à-dire hommes-bâteaux), peuvent être remplacés spontanément par tout corps volumineux, soit en liège, soit revêtu de tissus imperméables, soit creux et remplis d'air, soit tout simplement par l'assemblage d'un certain nombre de gourdes.

Les *matelas* de hamac en liège sont encore susceptibles de servir de moyen de sauvetage. Celui de M. Elliot est formé de petits morceaux de liège renfermés dans une toile double, également répartis dans toute la longueur au moyen de coutures transversales distantes de 10 à 15 centimètres : 4 lanières extérieures, 2 en brassières, 2 en ceintures, permettent de rouler et maintenir ce matelas autour du corps ou en forme de fer à cheval pour en faire une bouée passée sous les bras. Plat et souple, il se loge facilement dans le double fond des hamacs des navires de l'État. Des expériences semblaient démontrer à l'usage que ce matelas est peut-être un peu froid dans les pays à basse température, plus dur et plus fatigant que le matelas ordinaire en laine ; mais il serait évidemment très-utile dans les cas où un bâtiment coule subitement par l'emploi de plus en plus général des torpilles, des béliers à vapeur, etc.

On peut encore amarrer deux de ces hamacs par leurs extrémités en laissant entr'eux un espace libre pour deux hommes, qui les embrasseraient des membres supérieurs et nageraient des jambes.

MM. Birt ont divisé ces matelas dans le sens de la longueur en deux parties reliées entr'elles par l'étoffe d'un seul côté, de façon à les replier en charnière l'une sur l'autre : on a ainsi une véritable et épaisse ceinture de sauvetage. On fait de même des coussins pour les canapés du pont, des sièges pour les chambres des paquebots, etc. Tous ces hamacs flottants, qui ont une force ascensionnelle double de celle des ceintures ordinaires, sont remplis d'un liège broyé à la machine en grains égaux et constituent ainsi un matelas doux et élastique : des compartiments fixes empêchent la matière de se déplacer.

Les matelas des couchettes de bord, faites ainsi en matières flottantes, insubmersibles (rognures de liège) et gonflées d'air, se transforment aisément, à l'aide de courroies, en *radeaux* de salut et de sauvetage. Le matelas de Golding est fait de liège solide, recouvert de crin enveloppé de toile de coton ; il peut servir de bouée, constitue un excellent lit, un bon radeau.

Sur des plages plates, la mise à l'eau des canots de sauvetage est souvent pleine de difficultés, en raison de leur poids, de leur transport et du lancement, surtout si la mer est grosse. M. Matthiesen a inventé à ce sujet un radeau, long de 8 mètres 40, large de 3 mètres 40, tirant 12 centimètres d'eau, composé de deux pièces de bois réunies entr'elles par des pièces de liaison. Le pont est en joncs tressés ; les bancs de rameurs, en toile à voile rembourrée de copeaux de liège, servent, au besoin, de ceintures de sauvetage. Ce radeau approche facilement la côte avec un nombreux équipage ; sa stabilité parfaite lui permet de changer de direction sans avoir besoin de virer de bord ; il ne retient pas l'eau sur le pont, franchit les brisants avec une merveilleuse facilité, enfin, coûte la moitié du prix d'un canot de sauvetage et demande bien moins de réparations.

Le radeau américain Perry est formé de sacs en toile imperméable gonflés d'air : malheureusement, aussitôt chargé de personnel, il se manœuvre difficilement et les hommes y sont exposés aux coups de mer.

Il est certain qu'avec des mâts, des vergues, des barriques vides, on pourrait improviser d'urgence un radeau ; mais le temps et l'état de la mer pressent en cas de naufrage et de sauvetage : il est donc préférable d'avoir sous la main des objets tout préparés.

L'*ancre* flottante est un cône en toile ouvert aux deux bouts, ayant une grande et une petite base ; mis à la traîne derrière une embarcation fuyant devant la lame, le cône se remplit d'eau, offre une grande résistance et maintient l'arrière debout à la mer. Halé au contraire par la petite base, il s'aplatit et glisse sur l'eau. L'ancre flottante est donc utile par un coup de vent pour se maintenir debout à la mer, pour franchir une barre, accoster une plage dans les brisants, etc.

Les *bouées* de sauvetage amarrées sur le pont, ou mieux, suspendues à l'extérieur et à l'arrière, peuvent être, par la section de l'aiguillette, facilement jetées à l'eau. De plus, sur les navires de guerre, des bouts de cordes, garnies à leur extrémité d'un ou plusieurs bâtons de perroquet, flottent à droite et à gauche du sillage et permettent à un homme tombant à la mer de se raccrocher à l'une d'elles. Malheureusement, l'arrivée de la nuit ou le mauvais état de la mer empêchent d'aller reconnaître le marin qui a saisi une bouée. Le contre-amiral Excelmans a inventé une bouée fonctionnant automatiquement et restant toujours reliée au navire par une ligne qui se déroule jusqu'à son temps d'arrêt: un mécanisme met en mouvement deux sonnettes d'alarme.

La plupart de ces bouées ont l'inconvénient de s'incliner périlleusement au moindre appui, de ne pas permettre de s'y maintenir longtemps, de laisser le corps du naufragé complètement immergé et exposé à la dent des requins, enfin de s'enfoncer quand deux individus s'y cramponnent. Des officiers de la marine anglaise, MM. Welch et Bourchier, ont proposé de les remplacer par une caisse cylindrique en zinc, remplie d'air, formant le rebord d'un panier à treillage en fil de fer, dont le centre vide peut recevoir un homme reposant les pieds sur une planchette en bois. En tombant à l'eau, un mécanisme fait sortir par en bas deux tiges terminées par des pieds de lest. La bouée est garnie de lignes terminées par des morceaux de liège et d'une fusée d'alarme qu'on fait partir en tirant sur une lanière. Cet engin, fort ingénieux, a le défaut d'être d'un prix élevé.

On pourrait se contenter de la bouée ordinaire, annulaire, faite avec du bon liège recouvert de toile peinte, et assez large pour qu'un homme passe les épaules à travers.

Il existe des bouées rendues lumineuses pendant la nuit, et qui, à l'instar d'un phare, indiquent les points de repaire pour un secours à porter. A cette catégorie appartient la bouée à lumière inextinguible, récemment proposée par M. Silas : c'est une sphère métallique contenant du phosphure de calcium. Un homme tombe-t-il à la mer pendant la nuit ? on jette à la surface de l'eau la bouée ; l'eau pénètre dans la sphère creuse, décompose le phosphure de calcium, produit un dégagement abondant d'hydrogène phosphoré qui s'échappe par un tube supérieur, en brûlant spontanément au contact de l'air sans que l'eau puisse l'éteindre. Une flamme vive, brillante, éclaire le naufragé et le guide ou l'indique à ses sauveurs.

On a procédé, il y a quelques jours, sur la Seine, entre le pont Royal et le pont de la Concorde, à des expériences de sauvetage avec la bouée du capitaine Roturier. Sauver un homme tombé à la mer, lorsqu'il y a impossibilité d'amener une embarcation et qu'il est considéré comme perdu, tel est le but que le capitaine s'est proposé. A cette occasion, le *Bulletin français* rappélle que des expériences concluantes ont déjà été faites, que la bouée du capitaine Roturier a fait ses preuves, et il publie un très-intéressant rapport que nous reproduisons, adressé à la chambre de commerce du Hâvre, qui contient une description exacte de l'appareil et l'exposé des services qu'il peut rendre.

La bouée, de forme ronde, construite en liège, mesurant 42 centimètres de diamètre, est enchâssée dans un disque en métal malléable ayant la forme d'un cerf-volant. De chaque côté du disque se trouve une ouverture servant de poignée. La partie inférieure est munie de deux ailerons qui, tout en faisant l'office de gouvernail, permettent en même temps à la bouée de conserver sa position verticale ou, pour mieux dire, de rester en équilibre quand elle vient d'être lancée à la mer; enfin, il est terminé par un cabillot estrope, sur lequel l'homme se met à cheval dès qu'il a saisi les poignées. La bouée est peinte en blanc; la partie émergente seule est rouge, afin de mieux attirer l'attention.

Elle est placée sur deux supports en fer fixés sur une caisse qui contient un dévidoir ou treuil sur lequel se trouve enroulée une ligne. La longueur de cette ligne varie entre 400 et 700 mètres, suivant la grandeur du bâtiment. Entre la bouée et la caisse se trouve une cuvette dans laquelle on doit laisser une certaine quantité de ligne lovée, afin de faciliter le lancement de la bouée à la mer.

Une petite ganse en filin, que l'on adapte à la ligne, vient pendre dans le crochet qui sert de fermeture à la caisse; cette disposition a pour but de permettre à la caisse de s'ouvrir d'elle-même et, par suite, de laisser dérouler la ligne sans difficulté. Il arrive, en effet, que, à la moindre pression que subit la bouée dans l'eau, le crochet se retire. Une patte d'oie fixe la ligne à la bouée, et, imitant en cela le bateau de loch, fait rester celle-ci stationnaire (grâce à la pesanteur du disque), dès qu'elle est tombée à la mer.

M. Roturier fit connaître que, à bord de certains bâtiments qui en étaient déjà munis, elle n'était pas lancée à la mer, mais qu'elle y tombait au moyen d'un simple mécanisme à échappement.

Il est aisé de comprendre maintenant que si l'homme qui est à l'eau atteint la bouée et la saisit, au moyen des deux amarres de plus d'un mètre de long qu'elle traîne après elle, il sera facile de le haler à bord.

Des essais accomplis, il résulte que :

1° La bouée flotte et conserve bien son équilibre aussitôt qu'elle est tombée à la mer ;

2° Elle supporte le poids de l'homme et lui maintient le corps et le buste hors de l'eau pendant que le disque le protège contre l'action des lames ;

3° Elle prévoit le cas de brume, où la ligne peut servir de guide pour trouver la bouée, c'est-à-dire le point précis où l'homme est tombé à la mer ;

4° Elle remplit parfaitement le but que s'est proposé l'inventeur, de sauver un homme quand il y a impossibilité matérielle d'amener une embarcation.

Le *canot* de sauvetage, nageant à la voile ou à l'aviron, monté sur un chariot très-locomobile, à larges roues pour bien manœuvrer sur le sable de la plage, — mis en sûreté dans un abri sur le point le plus accessible des endroits du littoral, — ne doit jamais être monté que par des hommes expérimentés. Sont nécessaires : 1 patron, 1 sous-patron, 2 brigadiers, 10 marins vigoureux et dévoués. Dès qu'un sinistre est signalé, l'équipage doit être au plus tôt réuni, soit par un coup de canon d'alarme, soit par un pavillon noir hissé au sommet d'un clocher, d'une tour, etc. Le canot doit être lancé à l'eau avec ensemble et promptitude : il serait même préférable qu'il fût mis à la mer chaque fois que le temps est très-menaçant, afin de se trouver prêt en cas d'accident.

Le canot de sauvetage construit récemment par M. Chapman est en fer, formé de deux cônes réunis à leur base, long de 8 mètres sur 2 mètres 30 de large dans sa plus grande dimension centrale, muni d'un mât à pivot très-facile à amener où redresser. Il offre à sa surface supérieure une légère passerelle en fil de fer et sur ses côtés de petites chaînes de fer à la portée des naufragés.

Le canot de sauvetage peut être parfaitement remplacé par

une *baleinière* toutes les fois que l'état de la mer n'exige pas un bateau insubmersible et que la promptitude et l'agilité importent le plus au succès : seulement, les matelots doivent être tous revêtus de ceintures de sauvetage.

Les *bateaux insubmersibles*, dont les extrémités sont garnies de vastes caisses à air contenant du liège en grosses planches, se redressent d'eux-mêmes quand ils ont chaviré. A l'Exposition universelle du Hâvre, M. Vée, lieutenant du paquebot l'*Europe*, a produit un canot membré en fer et doublement revêtu en toile imperméable, rendu solide, pratique, insubmersible, divisé en sept compartiments à air, se dépliant et se repliant à volonté, pouvant se réduire au douzième de son volume et se serrer dans une soute en temps ordinaire ; de plus, armé, comme tous les canots de sauvetage, de mât, voile, avirons, etc. : long de 9 mètres, large de 2 m. 80, avec 1 m. 25 de creux, il pourrait sauver 40 personnes.

M. Moué, du Hâvre, a présenté, en 1865, une barque insubmersible de 10 mètres de long, de 2 m. 25 de large, à 4 vastes compartiments, dont 1 à la cale reçoit 18 caisses de métal hermétiquement closes (16 vides, 2 médianes pleines d'eau); le 2ᵉ et le 3ᵉ, gaillards d'avant et d'arrière, logent chacun 3 caisses à air en zinc ; le 4ᵉ, longitudinal, occupe un seul côté entre la cale et le plat-bord. La quille, formée d'une masse de fer de 870 kilog., redresse la barque dès qu'elle chavire. Le pont de cale, plus haut de 10 centimètres que la ligne de flottaison, est percé de 4 gros tuyaux, dans lesquels l'eau prend toujours son niveau. Très-légère, d'un prix peu élevé, cette barque peut sauver 30 naufragés.

Des *appareils de décrochement*, comme ceux de MM. Brown et Level, détachent du navire, entièrement et avec une instantanéité parfaite, un canot de sauvetage, ce qui permet de porter secours immédiat à un homme tombé à la mer avant de s'être éloigné de lui et de l'avoir perdu de vue.

Comme moyen de rétablir la communication entre un bâtiment ou des hommes en détresse et le rivage voisin, les corps flottants (bouées, tonneaux, etc.) ne donnent pas toujours de résultat, parce que le courant près de terre, presque toujours trop fort, les éloigne du rivage. Aussi s'est-on ingénié pour trouver dans l'air d'autres systèmes de relations.

Le capitaine anglais Brodie a imaginé de plier en deux un drapeau cousu sur les côtés et formant un sac dans lequel on fixe une baguette légère qui porte le bout d'une ligne très-fixe. Du point le plus élevé du navire, ce petit ballon est gonflé par le vent, puis lâché et dirigé vers la terre, où il porte la ligne et les cordages plus forts : de là le nom de *porte-amarres*.

On pourrait remplacer ce très-simple appareil par un cerf-volant autour duquel le pavillon du navire serait cousu.

Naturellement, il faut des vents favorables pour que ces corps puissent être envoyés de terre au navire ou de celui-ci au rivage.

En 1799, un français, Ducarne de Blangy, lançait de 170 à 200 mètres un cordeau de sauvetage de 3 à 6 millimètres, à l'aide d'une fusée de 32 à 50 millim. — En 1827, un anglais, le capitaine Manby plaçait dans un mortier à chambre très-large un boulet de 24 muni d'une corde de chanvre et de crocs pour s'implanter solidement sur le navire ou son gréement. D'un poids de 3 quintaux, l'obusier était facilement transportable sur une civière par deux hommes. Malheureusement, la corde ne se déroulant pas assez vite se rompait encore trop souvent.

Pour obvier à cet inconvénient, M. Delvigne logea le cordage bien roulé dans une enveloppe de bois que lançait une bouche à feu : il atteignit ainsi 400 mètres.

Le capitaine Tremblay imagina, en 1849, d'enrouler le cordage en bobine et de le placer dans la baguette d'une fusée de guerre ; il substitua un grappin à l'obus. Le pointage en hauteur se fait à l'aide d'un double quart de cercle imprimé sur la boîte de l'appareil. Ce système permettait d'atteindre des distances de 500 mètres.

Malheureusement, si les fusées employées pour lancer des amarres offrent ainsi une puissance supérieure, puisqu'elles portent des lignes d'un centimètre à 300 et 400 mètres en moyenne, elles ont l'inconvénient d'être dispendieuses, d'une manœuvre et d'une application dangereuses ; de plus, la conservation de ces engins à poudre est difficile.

Le porte-amarres de M. Delvigne permet l'emploi de toute espèce d'arme à feu : il repose sur l'utilisation d'une flèche, le long de laquelle glisse l'amarre. La Commission chargée, en 1868, de son expérimentation, concluait ainsi : 1° Adopter pour le service à bord les flèches en bois (longueur, 1 m. 75; largeur, 0 m. 075; poids, 7 kilog. 100 gr.) comme flèches flottantes, soit pour sauver un homme tombé à la mer, soit pour envoyer une remorque à un canot en dérive ou à un bâtiment ayant cassé ses remorques ; 2° adopter les flèches en fer à grappin (longueur, 1 m. 016; largeur, 0 m. 028; poids, 8 kilog. 200 gr.) pour le tir de bord à terre, en cas d'échouage; faire les lignes les plus souples et les plus résistantes, à égalité de grosseur.— 1500 mètr. de ligne de 4 millim. 1/2 ou 6 millim. 1/2 de diamètre sont mis en pelotes de 100 mètres autour d'un mandrin en bois. Un quart de cercle marquant 30 à 40° se place dans l'âme d'un canon de 4 pour pointer : des gargousses en serge de 200 gr. de poudre à canon doivent être préparées en nombre suffisant. On sait que le pierrier Delvigne lance la flèche en fer à plus de 300 mètres; son canon-fusil, de 250 à 350 mètres.

On peut également utiliser toute espèce d'armes à feu, espingole, mousqueton, etc.

Cette année, la Société centrale du sauvetage maritime a remplacé les mousquetons par des fusils de rempart, les expériences de M. Delvigne ayant prouvé que, par mauvais temps, ils lancent la flèche et sa ligne à 80 mètres.

M. le capitaine Lemetayer, du Hâvre, a imaginé une arbalète pour lancer des cordages, soit à des navires, soit à des hommes en détresse.

Enfin, dans les canots de sauvetage de la Société centrale des naufrages de France, il se trouve toujours une canne plombée munie d'une ligne de 40 mètres, qu'un homme exercé peut envoyer à 30 mètres de distance.

Pour faire arriver à terre un homme porteur d'une ligne, M. le capitaine Pignon-Blanc se sert d'une barrique vide, dont l'ouverture agrandie de la bonde peut donner passage à un homme. Une manche en toile, clouée tout autour de cette ouverture, se serre sous les bras pour empêcher l'entrée de l'eau : le tonneau est lesté par un poids de fer quelconque suspendu et amarré par chacune de ses extrémités après le corps flottant. Enfin, une tige de bois armée d'une toile forme voile : le vent et les brisants rapprochent le flotteur du rivage.

C'est à l'aide des porte-amarres que les sauveteurs établissent un *va-et-vient* qui permet de faire passer à bord une bouée circulaire garnie d'un sac en toile destiné à recevoir les naufragés un à un et à les amener sur le rivage.

Aux États-Unis, les steamers sont tenus : 1° d'embarquer pour chaque passager une ceinture de sauvetage en bon état et placée à portée ; 2° d'avoir un nombre proportionnel et suffisant de fanaux et de haches, tenus en bon état et placés sous la main ; 3° des échelles et des panneaux assez nombreux, disposés de façon à donner aux passagers les moyens de monter rapidement sur le pont.

En Angleterre, toutes les grandes Compagnies de paquebots ont adopté cette mesure.

En France, la Compagnie des Messageries nationales et la Compagnie générale transatlantique ont près de chaque couchette de bord une ceinture de sauvetage. La loi devrait l'imposer à tout entrepreneur de transports, en prévision d'abordage en mer, de voies d'eau, d'incendies à bord, etc.

Mais il ne suffit point de posséder tous ces engins de sauvetage ; la prévoyance la plus vulgaire exige qu'on encourage les marins et les sauveteurs à s'exercer de concert à leur maniement, tout comme le soldat au maniement des armes et aux combinaisons des mouvements de troupes pendant la paix, afin d'être prêts et expérimentés au jour du danger et de la lutte.

Le sauvetage des individus qui disparaissent sous la glace exige quelques appareils particuliers : Ritzler a inventé à ce sujet un *bateau-traîneau.*

Les sauveteurs, munis du costume de plongeur, possèdent, grâce à MM. Léouté et Denoyel (1868), une *lampe* brûlant à l'abri du contact de l'air et permettant d'éclairer la profondeur des eaux pendant un temps assez long. Cet appareil se compose d'une lampe modérateur enveloppée d'un manchon en verre épais et porteur d'un réservoir de gaz oxygène. Cet objet est bien moins cher que les *lanternes électriques.*

Dans le cas où un navire viendrait à être submergé avec son équipage, les secours portés à l'aide des scaphandres n'arrivent pas toujours avec assez de rapidité. Le *bateau sous-marin* de M. Eyber (1865) donnerait ici de meilleurs résultats, en raison de sa force mécanique bien supérieure aux sacs anglais en caoutchouc, aux chapelets de barriques et aux grues hydrauliques. C'est un appareil de 10 mètres de long, de 4 mètres de large, de 3 mètres de haut : son enveloppe, en tissu imperméable, flexible, mais très-solide, est entourée de cordages à boucles pour être attachée au bâtiment naufragé, à l'aide de scaphandres. Sa force ascensionnelle, évaluée à 90,000 kilog. et pouvant ramener à la surface de l'eau des navires de 150 tonneaux, s'obtient par l'air introduit au moyen d'un tuyau-soupape condensateur.

Si l'on opère à de petites profondeurs (rivière, étang, etc.), on utilisera avantageusement un *appareil plongeur* inventé en 1864, consistant en un cylindre de zinc de 62 centimètres de diamètre, pouvant augmenter de hauteur *ad libitum* à l'aide d'emboîtements, de rallonges. La face inférieure de ce cylindre, consolidé par une carcasse de fer, présente sur les côtés deux manchons en étoffe imperméable, maintenus béants par des spirales métalliques et terminés en forme de mains pour recevoir les bras du plongeur; puis, à sa partie moyenne, une sorte de boîte munie de verres en avant et en dessous pour y recevoir la tête. Un poids de 250 kil. par chaque mètre de profondeur le fait descendre : l'extrémité supérieure restant toujours ouverte à l'air extérieur, la respiration est assurée pendant le travail du sauvetage.

Les inondations qui frappent si cruellement et si soudainement les populations des villes, surtout celles des campagnes et particulièrement les ouvriers des mines, réclament des secours d'urgence dont le zèle intelligent doit seconder efficacement les mesures administratives. Ces secours, donnés au moment et pendant la durée de l'envahissement des eaux, rentrent dans la catégorie des moyens ordinaires du sauvetage maritime.

Les instructions du Conseil de salubrité sur les secours à donner aux noyés, asphyxiés (29 avril 1842) et aux blessés (6 septembre 1850), mentionnent l'indispensabilité : 1° d'un brancard qui, selon la remarque du docteur Vernois, « doit être tout à la fois solide et léger, muni d'une couverture et disposé de manière à pouvoir être facilement et entièrement entouré d'une toile cirée, avec fenêtre ménagée devant la figure du blessé; » 2° l'état des objets que doivent contenir les *boîtes de secours*, savoir, d'après la nouvelle rédaction du 8 mars 1872:

A. — Pour les *asphyxiés :*

1 paire de ciseaux de 16 centim. de long, à lames mousses. — 1 peignoir de laine. — 1 bonnet de laine. — 1 levier en bois. — 1 caléfacteur de 1/2 litre à 1 litre. — 2 frottoirs de laine. — 2 brosses. — 1 bassinoire à eau bouillante. — Le corps de la machine fumigatoire, son soufflet, son tuyau et sa canule. — 1 boîte de tabac à fumer. — 1 seringue à lavement avec sa canule et 1 aiguille pour la dégorger. — Des plumes pour chatouiller la gorge. — 1 cuiller étamée. — 1 gobelet d'étain. — 1 biberon. — 1 bouteille d'eau-de-vie camphrée. — 1 bouteille d'eau de mélisse spiritueuse. — 1/2 litre d'alcool. — Plusieurs paquets d'émétique de 1 décigr. — 1 flacon à large ouverture, de 500 gr. de chlorure de chaux sec. — 1 flacon de 200 gr. de vinaigre. — 1 flacon de 50 gr. d'éther. — 1 flacon de 50 gr. d'alcali volatil. — 100 gr. de sel gris. — Bandes, compresses, charpie. — 1 nouet de poivre et camphre pour conserver les objets en laine. — 1 palette et 1 briquet. — 1 marteau de Mayor. — 1 spéculum laryngien de Labordette.

B. — Pour les *blessés :*

1 paire de ciseaux de 16 centim. de long. — 5 coussins de balle d'avoine, dont 2 longs pour la cuisse et 3 plus courts pour la jambe. — 10 attelles (2 pour la cuisse, 3 pour la jambe, 2 pour l'avant-bras, 3 pour le bras). — 2 pièces de toile pour draps-fanon de cuisse et de jambe. — 1 pièce de ruban fil écru. — 1 vase en cuir bouilli. — 1 éponge avec enveloppe en taffetas gommé. — Epingles, aiguilles et fil. — 4 grands flacons pour perchlorure de fer, alcool vulnéraire, acétate de plomb liquide, alcool camphré.

— 4 petits flacons pour éther, acétate d'ammoniaque, vinaigre des quatre voleurs, alcool de mélisse. — Bandes, compresses, charpie. — Sparadrap dans un étui de fer blanc. — Gobelet d'étain. — 1 cuiller en fer étamée. — 1 palette pour saignée. — Agaric de chêne. — 1 boîte de sinapismes en feuilles. — 1 appareil de Scultet. — 1 pince à couper les épingles.

Nous avons donné au chapitre-précédent la composition du sac-rouleau de secours pour les asphyxiés, prescrit par le Ministre de la guerre pour le service médical de l'armée.

C. — *Travaux publics et industriels.*

Dans l'industrie, que d'accidents presque quotidiens, parfois terribles, surprennent l'ouvrier au milieu de son travail! Et, en attendant que l'assistance médicale intervienne, quel soulagement intelligent réclament d'urgence toutes ces blessures, mutilations, contusions, effets d'explosions, de détonations, d'incendies, écrasements, éboulements, brûlures, jeux de machines, ruptures d'engins (cables, meubles, etc.), renversements par corps pesants (blocs), altérations ou détériorations de certains tissus ou organes, asphyxies, empoisonnements, chutes de points élevés, inondations, etc.!

Quelques chiffres le démontreraient au besoin : De 1850 à 1866, 25,000 hommes ont péri dans les mines de houille anglaises, soit en moyenne 1,562 hommes par an; les blessés, 8,000 environ, constituent le tiers. De 1851 à 1860, les mines belges ont compté 2,376 victimes (1,848 tués, 528 blessés). D'octobre 1865 à novembre 1866, les manufactures anglaises ont été le théâtre de 4,740 accidents, dont 60 mortels et 1,390 suivis de blessures très-graves (619 enfants). — En 1867, les mines d'Angleterre comptèrent 9,070 accidents, dont 1,190 mortels, pour 282,500 ouvriers, soit 1 décès sur 280. Le classement des tués donnait : 286 par explosion du feu grisou, 449 par éboulements, 211 par accidents divers dans les mines, 88 à la surface des mines, 158 dans les puits. — En deux ans et demi (1855 à 1858), les fabriques de Mulhouse ont offert 111 cas de blessures graves (écrasements, fractures, brûlures, etc.), dont 35 par les engrenages, 9 par les cylindres, 17 par les métiers mécaniques, 13 par les arbres de transmission et courroies d'engrenage, 9 par la vapeur et des corps bouillants, 7 par chûtes, 8 par manivelles et batteurs, 3 par scies circulaires : 3 cas ont été mortels.

L'Allemagne compte, en 1871, 1 ouvrier tué par 64,434 tonnes de houille extraites et par 45,752 tonnes de minerai.

L'administration française s'est préoccupée d'assurer des secours instantanés, soit en concédant les travaux aux associations d'ouvriers, soit à ceux-ci travaillant en régie pour le compte de l'État, soit aux ouvriers des entrepreneurs (décrets du 15 juillet 1848 et circulaire ministérielle du 15 décembre même année). Ainsi, les ingénieurs ou les architectes doivent établir des ambulances dans les constructions provisoires voisines des chantiers, ou, à leur défaut, dans des baraques spéciales : leur matériel se composera principalement d'une boîte à secours, d'un brancard avec rideaux et matelas pour le transport des blessés ; dans les ports de mer, on aura soin de se pourvoir de bouées de sauvetage ; des médecins ou chirurgiens pris dans les localités des environs seront chargés du service de ces ambulances, se rendront sur les travaux au premier appel pour opérer le pansement des blessés, veilleront, s'il y a lieu, à leur transport à l'hôpital ou à domicile.

Dans certaines industries où la cuisson des matières se fait dans de vastes chaudières, il arrive parfois que des ouvriers chargés de diviser ou d'agiter les substances tombent dans ce milieu en ébullition ; ainsi, dans les fabriques de savon, etc. Suivant l'excellent conseil de d'Arcet, les ouvriers doivent toujours y être ceints d'une sangle dont l'anneau est fixé à l'extrémité d'une corde solide qui, par l'autre bout, s'attache à une barre de fer.

Que de chutes mortelles seraient évitées aux couvreurs et aux ferblantiers, s'ils étaient astreints à de semblables mesures de précaution avant de s'abandonner sur les pentes parfois très-inclinées des toitures. Aussi, un architecte de la Préfecture de la

Seine vient-il d'inventer un appareil préservateur qui intéresse vivement la sûreté de ces ouvriers autant que celle des passants, trop souvent atteints par la chute de matériaux. C'est un garde-corps repliant sur les combles ou les corniches et permettant, au moment du travail, de créer sur les bords du toit un chemin sûr, praticable, et d'établir facilement, par la pose de quelques planches, bannes ou filets de petite dimension, une surface continue s'opposant à la chute des ouvriers et des matériaux.

D'après les ordonnances de police, les puisatiers ne doivent jamais descendre dans les puits, puisards, égoûts particuliers, etc., sans être ceints d'un bridage à la partie supérieure duquel un anneau est fixé : une corde reste attachée à ce dernier tout le temps du travail à l'intérieur, et l'autre extrémité de cette corde confiée à un nombre suffisant d'ouvriers à l'extérieur, afin qu'ils puissent, au besoin, retirer et secourir l s puisatiers travaillant au fond de ces galeries. Dans les égoûts particuliers, des ouvriers pourvus de cordes se tiennent près de l'orifice le plus rapproché du siège des travailleurs, afin de les secourir en cas de besoin, comme ci-dessus. De plus, ces auxiliaires, qui restent à l'extérieur des puits, puisards et égoûts, doivent être également armés de la ceinture avec l'anneau (Ordonnance du 20 juillet 1838).

En cas d'accidents survenant aux puisatiers qui n'ont pas été entourés des précautions précitées, il faut d'abord s'assurer de la qualité de l'air, en descendant dans la galerie une lanterne allumée. Si elle ne s'éteint pas à la surface de l'eau, même quand on a remué profondément ce liquide à l'aide d'un corps lourd attaché au bout d'une corde, les ouvriers ceints d'un bridage doivent immédiatement procéder au sauvetage.

Si, au contraire, la lumière s'est éteinte à une certaine profondeur, il y aurait danger d'asphyxie à descendre dans le puits : il faut en renouveler l'air. Le moyen le plus expéditif consiste à se servir de grands soufflets en cuir, ou mieux en bois, dont le tuyau descend jusqu'à une très-petite distance de la surface de l'eau ; ou bien, à descendre et à remonter alternativement dans le puits des bottes de paille, un certain nombre de fois.

Si la lumière redescendue s'éteint encore, on attaque les gaz délétères par les moyens suivants :

Pour neutraliser l'acide carbonique, verser dans le puits plusieurs seaux de lait de chaux et agiter l'eau vivement à l'aide de pierres attachées au bout de cordes ;

Pour détruire le gaz hydrogène sulfuré ou carboné, descendre au fond du puits un vase ouvert contenant un mélange de 160 gr. d'oxyde noir de manganèse et de 380 gr. de sel marin, sur lesquels on verse à diverses reprises 250 gr. d'acide sulfurique (huile de vitriol) du commerce. A défaut de cet acide, on emploierait 400 gr. d'acide chlorhydrique (ou muriatique) du commerce. On pourrait encore jeter dans le puits de l'eau chlorurée (30 gr. de chlorure sec par litre), pratique particulièrement utile si le puits exhalait une odeur d'œufs pourris.

Les carrières à puits exposent à de graves accidents les ouvriers qui les exploitent : ainsi des blocs se détachent pendant l'ascension, des éboulements les ensevelissent, les bâtons des échelles se brisent et déterminent des chutes mortelles. Le matériel de secours indispensable doit être préparé par les soins des propriétaires ou des exploitants, savoir : échelles solides avec échelons en fer de 3 centim. de diamètre et 4 décim. de long, bien entretenues dans leurs armures, bien fixées et solidement suspendues à l'entrée du puits par un double tour de chaîne de fer assujétie par un crochet de fer, fermé sur place et non pas avec des cordes.

Les mines, houillières, tourbières, fosses, carrières, etc., excavations de diverses formes (puits, galeries, cheminées, chambres, etc.), sont parfois le théâtre d'accidents graves (éboulements, inondations, explosions, gaz délétères, chutes de points élevés, ruptures d'engins ou de cables, etc.). Parmi les moyens de porter un secours d'urgence dans de pareils malheurs, il faut citer :

1° Les lampes de sûreté qui permettent de se diriger au milieu même d'une atmosphère méphitisée par l'hydrogène. La lampe de Davy, fondée sur la propriété des toiles métalliques d'empêcher la flamme de traverser leur tissu serré, se mouche par le mouvement de rotation imprimé à un fil métallique recourbé : MM. Roberts, Mueseler, Arnoux et Combes l'ont perfectionnée.

La lampe Dubrulle a pour base la précédente et pour accessoire une vis qui, faisant descendre et éteindre la mèche quand la lampe est ouverte, prévient ainsi d'un danger imminent.

Malheureusement, si le gaz hydrogène carboné forme le tiers de l'air atmosphérique, ces lampes s'éteignent. On a remédié à cet inconvénient en entourant la mèche de plusieurs fils de platine tournés en spirale qui, suffisamment échauffés tout d'abord par la combustion de la lampe, deviennent ensuite lumineux dans l'obscurité.

M. Fincham a lu, à la Société de Londres, un mémoire sur les aspersions abondantes de chlorure de chaux comme moyen très-avantageux et très-sûr de détruire le gaz inflammable qui se développe dans les mines de charbon.

2° Les appareils respiratoires ordinaires, qui permettent de pénétrer au fond des galeries, de porter secours aux ouvriers, de faire toutes réparations nécessaires. Nous citons un peu plus loin les principaux de ces appareils.

3° Les moyens préventifs des ruptures de câbles des cages, quand on descend au secours des ouvriers ou que l'on remonte avec ceux en danger. Contre les chutes fort dangereuses en pareil cas, M. Fontaine a imaginé un boudin à ressort se détendant quand la corde casse et lâchant du même coup, en dehors, deux puissantes griffes qui s'implantent dans les bois conducteurs des cages. — M. Boisseau, de Charleroy, dispose ces derniers en forme d'échelles sur lesquelles s'arrêtent brusquement deux verroux, que la détente du ressort pousse en dehors. — C'est sur un principe analogue qu'est fondé l'appareil employé aux mines de Decize et interposé entre le câble et la cage; il consiste en deux barres de fer ramenées par un ressort en croix : les extrémités supérieures sont armées de contre-poids qui, lâchés à la rupture du cordage, laissent les branches s'écarter brusquement et pénétrer dans le bois des glissières par leurs extrémités inférieures taillées en biseau.

4° Les cuffats ou tonneaux d'extraction sont des moyens parfois dangereux en cas de rencontre entre eux, toujours insuffisants pour le sauvetage d'un assez grand nombre d'ouvriers. Les échelles verticales seraient trop fatigantes pour assurer une sortie rapide : les échelles héliçoïdes et à échelons doubles valent mieux, exigent moins d'efforts. — L'appareil de M. Warocqué est une série de paliers mobiles, doubles, s'élevant et descendant alternativement et d'une façon continue par la force d'une machine à vapeur : moyen beaucoup plus expéditif que les précédents.

Mais, si l'ouvrier est malade ou grièvement blessé, il faut recourir à la caisse du docteur Valat, sorte de boîte allongée, un peu inclinée dans son plus grand diamètre, matelassée, garnie de sangles espacées pour soutenir le corps, enfin d'un couvercle mobile; à l'un des bouts, on a réservé une petite plate-forme pour le sauveteur qui accompagne son camarade. Quatre bras à charnières changent, au besoin, ce coffre en un brancard de transport.

5° Les éboulements dans les mines ont presque toujours lieu dans les parties les plus récemment excavées et simplement soutenues par des madriers et des planches. M. Volosse a imaginé, pour le sauvetage des ouvriers, un long tonneau en tôle fort solide, composé de plusieurs tronçons s'emboîtant les uns dans les autres, armés chacun d'une lucarne fermant de dehors en dedans et pouvant donner passage à un homme. Porté sur des roues correspondantes à des rails de chemin de fer, cet aqueduc occupe tout le théâtre du travail. Au moindre craquement, les ouvriers se réfugient dans ce tube, en suivent toute la longueur et sortent par les lucarnes en rapport avec la voûte en maçonnerie. Si cette dernière aboutit à un puits de descente, l'arrière du tube porte une cheminée remontant dans ce puits et par laquelle les travailleurs trouvent une issue de salut.

6° La ventilation plus active de la mine pour mélanger les gaz méphitiques avec une quantité plus considérable d'air et en rendre ainsi les effets moins dangereux, s'obtient au moyen d'une machine à vapeur mue par l'air comprimé que refoule une autre machine extérieure et d'une puissance double. Aux mines de Blanzy, le ventilateur à ailes métalliques en hélice est mis en mouvement par une machine directe; à la mine de Saint-

Pierre (Belgique), le ventilateur, d'une force considérable, se compose de deux arbres mus en sens contraire par deux manivelles attachées à la tige du piston d'une machine verticale à l'aide d'une traverse : ces arbres portent de grandes dents d'engrenage de forme et de longueur telles que deux d'entr'elles sont toujours accolées, de sorte que les deux suivantes forment une sorte de caisse fermée, au fond de laquel'a aboutit l'orifice du puits et dont la capacité augmente à mesure que les dents s'éloignent. Il en résulte une aspiration de l'air intérieur projeté au dehors sur tout le contour du coursier.

Atmosphère chargée de *poussières minérales.* — Pour les poussières siliceuses, M. Poirel, maître-maçon à La Ferté-sous-Jouarre, a proposé, sous le nom d'absorbant hydraulique, un masque très-léger, d'un prix minime, ne recouvrant que le nez et la bouche, armé d'un petit réservoir disposé de façon à ce que l'air respiré est obligé de traverser le liquide et d'y déposer, en passant, les matières fines qu'il tient en suspension.

Le sauvetage des asphyxiés par *gaz méphitiques* exige un certain nombre d'engins et d'ustensiles. Pilâtre des Rosiers, en 1785, était descendu dans une cave de brasseur et y avait séjourné plusieurs heures en toute liberté de mouvements, n'étant armé que d'un masque appliqué sur le nez ou la bouche et terminé par un tuyau communiquant avec l'air extérieur. Il aspirait l'air pur du dehors par ce tuyau et expirait l'air vicié dans le milieu où il se trouvait, par la bouche, s'il avait aspiré par le nez, et réciproquement.

En 1866, M. Galibert a inventé des appareils respiratoires fort simples, d'un prix modéré, et toujours prêts à fonctionner. Le grand modèle est un réservoir à air de 110 litres, donnant naissance à deux tubes qui vont aboutir à une pièce en corne qu'une légère pression dès dents fixe dans la bouche. Le réservoir est porté à dos comme un hâvre-sac. Une paire de lunettes et un pince-nez protègent les yeux et les narines. L'aspiration se fait par les deux tubes à la fois, et l'on renvoie par ces mêmes tubes l'air lentement expiré. On séjourne ainsi 20 à 25 minutes dans un milieu asphyxiant (cuve, fosse, puisard, etc.). L'appareil, qui ne pèse que 1 kilog. 60 gr., laisse les mouvements très-libres. — Le petit modèle ne diffère que par des tubes de caoutchouc beaucoup plus longs et correspondant directement avec l'atmosphère : par l'un on aspire, par l'autre on chasse l'air respiré, et la langue posée sur l'extrémité de l'un permet de se servir de l'autre. Le séjour souterrain n'a plus ici de limites ; mais, pour sortir, il faut suivre la voie d'entrée.

Le docteur anglais Stenhouse a inventé un masque en treillis de toile métallique, dont la doublure est remplie de fragments de charbon concassé et à travers lequel respire l'ouvrier placé dans une atmosphère viciée (1855). On sait, en effet, que le charbon jouit de propriétés absorbantes et désinfectantes. Ce masque est très-applicable dans les cas où il s'agit de pénétrer dans une atmosphère chargée de vapeurs phosphorées : des chimistes allemands ont récemment démontré que le charbon fixe et absorbe le phosphore.

L'entrepreneur de la vidange des fosses d'aisances est tenu, par les ordonnances de police de 1831, 1834 et 1853, de fournir chaque atelier d'au moins deux bridages et d'un flacon de chlorure de chaux concentré pour prévenir les dangers d'asphyxie ; il ne peut employer à chaque atelier moins de quatre ouvriers, dont un chef ; il est défendu aux ouvriers de travailler à l'extraction des matières et de descendre dans les fosses sans être ceints d'un bridage : la corde de ce bridage sera tenue par un ouvrier placé à l'extérieur de la fosse.

Les ouvriers, avant de descendre dans les fosses où il y a abondance de gaz sulfhydrique ou de sulfhydrate d'ammoniaque, doivent, en outre, être munis d'appareils respiratoires, ou tout au moins attacher devant leur bouche un sachet contenant du chlorure de chaux et humecté d'eau.

M. Pollani a inventé, pour pénétrer dans un milieu d'émanations délétères, un masque double, en toile métallique, enveloppant la tête entière, sauf la région des yeux, qui est armée de verres. Les toiles sont séparées par une couche d'éponge, qui retient toutes les particules dont l'air inspiré est le véhicule. On peut imbiber l'éponge de diverses matières neutralisantes, suivant la nature chimique de ces molécules ; ainsi, d'une solution d'acide sulfurique au centième pour une atmosphère chargée d'émanations de plomb, etc.

Sur les lignes de *chemins de fer*, en France, une circulaire ministérielle du 9 juin 1866 a déterminé la composition des boîtes à pansement, des boîtes de secours et de celles de grandes opérations, qui doivent être placées : les premières, dans tous les trains de voyageurs ; les secondes, dans les gares où se trouvent des ateliers ; les troisièmes, dans les stations attenant aux localités de résidence l'un médecin de la Compagnie. Ces boîtes sont réglementairement composées comme suit :

1° Boîtes à pansement : 3 flacons contenant alcool camphré, extrait de saturne, perchlorure de fer liquide. — 1 pot glycérolé d'amidon. — 1 rouleau taffetas d'Angleterre. — 1 paquet charpie. — Aiguilles, épingles, fil ciré, cordons, bandes, compresses, 1 drap fanon, 1 bassin, plusieurs cardes de coton, 1 paquet agaric de chêne, 3 groupes d'attelles conjuguées, 1 éponge, 1 trousse fort simple.

2° Boîtes de secours : 6 flacons bouchés à l'émeri, contenant alcool camphré, extrait de saturne, ammoniaque, perchlorure de fer, éther sulfurique, laudanum de Sydenham. — 1 pot glycérolé d'amidon. — 1 rouleau taffetas d'Angleterre. — Charpie, bandes, compresses, 2 cardes de coton, 1 drap fanon avec ses coussins. — 1 appareil Scultet. — 2 pelotes fil ciré. — 1 paquet agaric de chêne. — 1 gobelet en étain. — 1 cuiller en fer étamé. — 1 étui garni d'aiguilles. — 1 pelote garnie d'épingles. — 3 coussins de balles d'avoine. — 1 gouttière en toile métallique pour fractures. — 10 attelles assorties. — 2 attelles articulées. — 1 bassin. — 1 éponge. — 1 tourniquet de J.-L. Petit. — 1 barreau aimanté pour les corps étrangers. — 1 trousse renfermant 1 rasoir, 2 bistouris, 1 pince à torsion, 1 pince à anneaux, 1 paire de ciseaux droits, 1 sonde en argent, 1 sonde cannelée, 1 spatule, 2 stylets assortis, 2 lancettes, 3 aiguilles à suture, 1 porte-nitrate d'argent garni.

3° Caisse à amputations : 1 scie à amputation et 2 feuillets. — 3 couteaux, dont un interosseux. — 2 bistouris fixes. — 1 aiguille

— 1 ténaculum. — 1 pince à esquilles. — 1 pince à torsion.— 1 pince à artères.— 1 tourniquet, pelote et ligature (Larrey). — 1 cautère olivaire. — 4 aiguilles à suture.

En cas de détresse, d'accidents, des machines de secours sont à la disposition des Commissaires de surveillance qui les expédient dès que la demande leur en parvient. L'article 44 de l'ordonnance du 15 novembre 1846 est ainsi conçu : « Il y aura constamment, aux lieux de dépôt des machines, un wagon chargé de tous les agrès et outils nécessaires en cas d'accident. Chaque train devra, d'ailleurs, être muni des outils les plus indispensables. »

Ajoutons que dans les gares à ateliers ou à dépôt de locomotives, il y a toujours, outre la caisse à amputations, un brancard, un approvisionnement de médicaments et d'appareils de chirurgie.

En Prusse, le Ministre du Commerce a ordonné que chaque train de chemin de fer fût pourvu d'une caisse contenant une petite pharmacie pour les cas d'accidents ou de maladies subites.

Outre différents instruments de chirurgie, ciseaux, aiguilles, bandages, charpie, ouate, sparadrap, 2 bassins en fer-blanc, on y trouve liqueur d'Hoffmann, teinture d'opium, sous-acétate de plomb liquide, ammoniaque liquide, acide phénique, etc. Une instruction détaillée et simple est ajoutée pour les conducteurs, qui sont tenus d'en avoir pris connaissance, pour les cas où il ne se trouverait pas de médecin au train.

D. — *Théâtres, hippodromes, etc.*

Les salles de spectacles, hippodromes, arènes, cirques, etc., peuvent être le théâtre d'accidents qui exigent de prompts secours. Un arrêté du Préfet de police de Paris, en date du 12 mai 1852, a prescrit dans l'intérieur des bâtiments un local spécial aux médecins de service, convenablement chauffé, éclairé, contenant :

1° Comme *mobilier :* un lit ou canapé assez long et large pour recevoir une personne et appliquer un premier pansement de fracture. — 1 oreiller. — 3 chaises. — 1 table. — 1 cuvette. — 1 pot à eau. — 2 verres. — 1 carafe. — 1 sucrier. — 1 verre d'étain. — 1 cuillère à café. — 1 cuillère à bouche. — 2 chandeliers. — 4 serviettes.— 1 savon de toilette. — 1 couverture de laine. — 2 morceaux de flanelle d'un mètre pour frictions. — 1 placard ou armoire fermant à clefs et pouvant recevoir les médicaments et objets de pansement ci-après désignés ;

2° Des *médicaments*, savoir : eau distillée de menthe (125 gr.) — Eau de Cologne (125 gr.) — Eau-de-vie camphrée (250 gr.) — Amiante imprégnée d'ammoniaque (50 gr.) — Ether sulfurique (2 flacons de 50 gr. chacun). — Eau de fleurs d'oranger (125 gr.) — Acétate d'ammoniaque liquide (125 gr.) — Emétique (10 paquets de 5 centigr.) — Farine de moutarde, sel gris, sucre (de chaque, 500 gr.);

3° Comme *objets de pansement :* 1 rouleau de sparadrap. — 2 pièces de taffetas d'Angleterre. — 100 gr. d'amadou. — 125 gr. de charpie. — 12 compresses de 30 centim. de long sur 25 de large. — 6 bandes de 2 mètres de long sur 5 centim. de large. — 6 épingles à suture. — 6 serre-fines. — 30 gr. épingles ordinaires. — 6 attelles, dont 2 pour fractures de cuisse, 2 pour la jambe et 2 pour le bras. — 4 coussins balles d'avoine. — 2 draps fanons. — 1 pièce ruban en fil écru;

4° Un *porte-secours* transportable dans toutes les parties de la salle et renfermant : 100 gr. de sirop d'éther.— 30 gr. d'amiante imprégnée d'ammoniaque. — 30 gr. d'eau de mélisse. — 30 gr. d'alcoolé de menthe. — 1 flacon de sel volatil de vinaigre. — 2 lancettes. — 1 paire de ciseaux. — 1 pièce taffetas d'Angleterre. — 1 morceau d'agaric. — De la charpie. — Quelques bandes de 2 mètres. — Quelques compresses.

Le même arrêté spécifie que dans les cirques, hippodromes, arènes, il doit y avoir 4 appareils complets à fractures (1 de cuisse, 1 de jambe, 1 de bras, 1 d'avant-bras).

E. — *Incendies.*

Les incendies nécessitent souvent l'emploi d'appareils spéciaux, que mettent en exercice, soit les ouvriers même des grands ateliers, soit les hommes professionnellement expérimentés dans leur maniement, les sapeurs-pompiers. Ces appareils comprennent :

1° Des *pompes* aspirantes-foulantes, avec boyaux de cuir qui, dans les villes où existent des bornes-fontaines, ont leurs extrémités armées d'un pas de vis qui s'ajuste rapidement à ces réservoirs :

2° Des *tonneaux* d'une capacité de 3 hectolitres, montés de telle sorte que leur centre de gravité soit un peu au-dessous de la ligne des brancards, ce qui les rend inversables, plus faciles à remplir et à traîner ;

3° Des *seaux* à incendie, cylindres en toile à voile de 25 centimètres de diamètre à la base, qui est cerclée et sous laquelle se croisent deux cordes de protection : l'ouverture supérieure porte une anse en bois recouverte de toile ;

4° Des *échelles* à crochets, pliantes, à deux montants en frêne, longues de 4 mètres, avec extrémités garnies de petits sabots en acier trempé pour pénétrer les pierres d'appui des croisées : au moyen de ces échelles, on parvient aux personnes en danger, elles s'en servent pour descendre munies de brassières et de cordages ;

5° Un *sac* de sauvetage, composé d'un rectangle dont chaque barreau en frêne a 1 mètre 80 de long ; les deux horizontaux devant s'appuyer contre les jambages des croisées, et les deux verticaux soutenir le cadre à la hauteur de l'appui, en posant à terre. Un de ces derniers verticaux se termine par un anneau de fer dans lequel on passe un porte-mousqueton fixé au bout d'un cordage pour monter le sac. Celui-ci est en fort treillis de 80 centimètres de large et a 18 mètres de long ; il se termine par une coulisse qui permet de le fermer et de le prolonger par un cordage. La partie moyenne de ce sac porte un anneau en corde pour faciliter sa tension suivant la pente nécessaire. — On a expérimenté récemment à Vincennes un nouvel appareil de sauvetage qui a donné les meilleurs résultats. Ressemblant aux filets que les gymnastes mettent sous leur trapèze, il se compose de plusieurs toiles à voile superposées et tendues sur des piquets par des cordes que tiennent des pompiers. A mesure qu'un incendié saute d'une fenêtre, le chef d'escouade crie : « Ferme! » et les pompiers tirant les cordes tendent la toile ; puis on la laisse glisser à terre, et la personne qui vient de sauter dans l'appareil peut prendre pied sur le sol ;

6° Des *cordages, leviers, haches, éponges* à la main et à la perche ; des *masques*, des *blouses* pour feux de cave, des *brassières*, une *lampe-Davy*, surtout quand il s'agit de pénétrer au milieu de gaz détonants ou de vapeurs très-inflammables, comme celles des distilleries de résines, d'alcools, d'huile de schistes, fabriques et dépôts d'éther, travail en grand des goudrons, rectifications d'essences, fabriques de vernis, etc.

On est parfois embarrassé pour attacher un appareil, un cordage : on noue alors par leurs extrémités une serviette, un mouchoir ou un drap et l'on arrête ces nœuds entre une fenêtre et son encadrement. M. Charrière a inventé une poulie simple, légère, facile à manœuvrer, qui, une fois placée sur un point d'appui, permet à un second pompier de venir en aide au premier pour combiner la marche d'un sauvetage.

Pour arriver jusqu'aux personnes cernées par le feu, on s'enveloppe d'un drap mouillé et l'on traverse rapidement les flammes. On peut encore se servir d'un costume en toile métallique enveloppant un autre costume de laine rendu incombustible par l'immersion dans une dissolution saline. Ce vêtement, imaginé par Aldini, couvre des pieds à la tête ; à la rigueur, le costume de laine, plus léger, suffirait.

Il ne faut pas oublier qu'une solution assez étendue de chlorure de zinc, dans laquelle on trempe les vêtements, les linges, les rend ininflammables ; on peut même délayer dans cette solution les amidons destinés au repassage des tissus.

Quand l'acide carbonique est assez abondant pour menacer d'asphyxier, dans une cave, par exemple, il y a avantage à se servir de l'appareil du colonel Paulin, casaque de cuir serrée par des courroies autour des poignets et de la ceinture et maintenue par des sous-cuisses, armée d'un capuchon enveloppant la tête, avec oculaires pour voir et se diriger ; sur le côté gauche, un ajustage s'adapte à un boyau par lequel la pompe injecte de l'air, afin que le pompier ait toujours de l'air neuf à respirer. Sur le milieu de la ceinture pend une lampe également alimentée d'air par un petit boyau particulier. Le pompier peut ainsi manœuvrer la lance à eau, une hache, retirer les corps qui entretiennent le feu, etc. — A l'Exposition de 1867, Galibert a présenté un sac rempli d'air respirable, porté à dos et communiquant par un ou deux tuyaux avec la bouche du sauveteur qui, ayant le nez pincé, respire à son aise et pénètre ainsi impunément au sein d'une atmosphère asphyxiante.

Si un escalier est impraticable, les personnes peuvent descendre à l'étage inférieur à l'aide de draps de lit, de rideaux, de nappes, en ayant soin de les tordre et de les nouer de distance en distance pour donner plus de fixité aux points d'appui. Si la hauteur au-dessus du sol n'est pas considérable, elle ont la ressource de se précipiter sur des couvertures tenues horizontalement et solidement tenues par des assistants.

Quand les écuries font partie de bâtiments atteints par un incendie, les bestiaux affolés de terreur résistent très-souvent aux tentatives de leur faire évacuer le local. On les maîtrise facilement en leur enveloppant la tête avec des morceaux de couverture, de tapis, des sacs à grains, un tablier, une blouse : ne voyant plus les flammes, ils se laissent conduire avec la plus grande facilité.

Des expériences faites en 1869 à la Compagnie générale des Omnibus, à Paris, ont démontré que l'application de l'asphalte coulé empêchait parfaitement la propagation du feu. Pourquoi n'opposerait-on pas aux progrès d'un incendie des panneaux en bois portatifs, recouverts d'une couche assez épaisse d'asphalte coulé, ne fût-ce que pour donner aux habitants d'une maison le temps de s'échapper sains et saufs avec leur famille ?

On a également reconnu, il y a une quinzaine d'années, que de l'eau chargée de chlorure de calcium, — substance de valeur insignifiante, — laisse, après sa vaporisation par le feu, un enduit préservateur à la surface des objets. On a même proposé de tremper des linges épais dans une solution concentrée de ce sel et d'en envelopper les objets et les personnes pour les préserver des flammes. C'est dans un sens analogue qu'agissent les cartouches extinctrices de MM. Muterce et Maurice (de Paris) : composées de gaz acide chlorhydrique, éminemment impropre à la combustion, elles sont lancées au milieu des foyers d'incendie qu'elles contribuent à éteindre ; il faut donc dix fois moins d'eau et dix fois moins de temps pour s'en rendre maître et prévenir d'irréparables malheurs.

Dans les grandes usines et bateaux à vapeur, on adaptera aux chaudières des tuyaux destinés à diriger très-efficacement cette même vapeur sur les matières en combustion et à les éteindre. Il est à désirer que nos pompes à incendie, qui ne projettent pas de l'eau à des quantités et à une hauteur suffisantes, soient, à l'instar de l'Amérique, mues par la vapeur. Disposées comme des locomobiles, celles de New-Yorck parcourent rapidement les rues, transportent un grand nombre de pompiers et travaillent avec une grande célérité.

Dans tous les ateliers ou bureaux de matières inflammables, comme les magasins de pétrole, par exemple, on doit toujours avoir un approvisionnement de sable proportionné à l'importance du dépôt ou de la fabrication, afin de pouvoir éteindre l'incendie dès le début.

Les feux de cheminée exigent quelques moyens particuliers : la première chose à faire est de retirer au plus tôt les matières en combustion qui se trouvent dans l'âtre ; on met ensuite devant l'ouverture de la cheminée un drap ou une couverture, mouillés, maintenus en place par des corps lourds, et contre lesquels on appuiera soit une planche, soit une table renversée, une porte d'armoire. En même temps, on devra clore toutes les ouvertures de la pièce, afin que les courants d'air ne puissent alimenter le feu.

Si on ne doit pas, à cause de son étendue et de sa masse, espérer tout d'abord de parvenir à enlever tout le combustible du foyer, on jette dessus quelques kilogrammes de soufre en poudre et l'on se hâte de boucher l'ouverture de la cheminée comme il vient d'être dit. L'acide sulfureux qui se produit aussitôt en abondance éteint le feu.

Si l'on suppose que la cheminée, étant journellement en activité, mais n'ayant pas été ramonée depuis longtemps, contient une assez forte quantité de suie, il faut enfoncer le drap mouillé dans l'orifice du conduit de la cheminée, puis le retirer très-brusquement. Par ce mouvement rapide d'aspiration, beaucoup de morceaux de suie en ignition se trouvent détachés; on les enlève au fur et à mesure de leur chute et on recommence la manœuvre.

Il est parfois avantageux de verser de l'eau dans le tuyau de la cheminée, soit par son extrémité terminale sur le toit, soit par un trou pratiqué dans ses parois près du plafond de la pièce ou à l'étage supérieur.

Défense absolue de tirer des coups de fusil dans les cheminées où il y a le feu; c'est là un préjugé ridicule, c'est même une pratique très-inutile et qui fait perdre un temps précieux.

M. Caillaud, de Guéret, a inventé, en 1855, un système de raclettes fixées à une chaîne terminée par un poids : introduit par le haut de la cheminée, cet appareil précipite, en descendant et frottant contre les parois, les parcelles de suie enflammées.

Si le feu a pris à des rideaux, on se hâtera de les tordre. S'agit-il des vêtements? on roule la personne à terre ou bien on l'enveloppe dans un tapis, une couverture, mouillés ou non; ou bien encore on la couvre d'un matelas. Si l'on est à proximité d'une mare, d'un étang, on ne saurait hésiter à l'y jeter.

La personne envahie par le feu est-elle seule? sa présence d'esprit doit lui inspirer l'idée de se glisser dans un lit.

Quand le contenu (graisse, matière combustible, etc.) d'un vase exposé sur le feu s'enflamme subitement et que la flamme menace de s'étendre à la cheminée, il faut se hâter d'enlever le récipient, de le déposer dans un coin où il soit éloigné de toute matière inflammable et de tout courant d'air, puis de le clore au plus vite avec un couvercle ou un torchon imbibé d'eau. Si, comme on le fait trop souvent, on laissait sur le foyer le vase enflammé et qu'on cherchât à éteindre la flamme en y jetant de l'eau, on commettrait une grave imprudence, on ne ferait qu'alimenter la propagation du feu.

Les incendies à bord des navires font vivement désirer que les steamers soient pourvus d'installations convenables pour conduire la vapeur des chaudières dans toutes les parties de la cale ou sur le pont, afin d'éteindre le feu et l'empêcher, tout au moins, de se propager, surtout s'il y a des quantités considérables de matières inflammables (alcools, pétrole, etc.)

En cas de sinistres semblables dans les ports, M. le capitaine Bidard, de la Rochelle, a proposé un vapeur en tôle, solidement construit, insubmersible, muni d'une machine puissante, disposé pour servir de bateau-pompe et de secours. Les pompes à incendie seraient portatives ou fixes, fonctionnant avec ou sans l'aide de la vapeur; des caissons seraient remplis de matières extinctrices se mélangeant avec l'eau des pompes. Il y aurait encore des échelles en métal s'ajustant bout à bout, des appareils incombustibles pour vêtement d'hommes, des ceintures et bouées de sauvetage, etc.

F. — *Mort subite, apparente.*

Dans un certain nombre de cas, tels que : l'asphyxie, l'apoplexie, l'hystérie (attaques de nerfs chez les femmes), la léthargie (sommeil profond et très-prolongé), la congélation, l'exposition à une température très-élevée, des émotions très-vives, l'inanition, etc., des individus peuvent être regardés comme subitement privés de vie, et la mort n'être parfois qu'apparente. Pour parer aux douloureuses circonstances d'inhumations en pareils cas, les secours d'urgence ne peuvent être donnés que dans des maisons mortuaires convenablement organisées. Celles d'Allemagne consistent en cellules chauffées par un calorifère, constamment ventilées, dans lesquelles sont reçus les corps : chaque doigt de la main du cadavre, étalée sur une planchette, est armé d'un dé muni d'une ficelle. La réunion de ces petites cordes aboutit à un timbre d'alarme qui avertit, au plus léger bruit, le gardien-veilleur placé dans une salle voisine, et le médecin est aussitôt prévenu. Une pièce, dite de vérification, contient des lits tout préparés; il y a, en outre, une pharmacie de secours, une salle de bains, une cuisine, etc. D'autre part, l'inhumation n'a jamais lieu qu'après constatation des signes certains de la décomposition.

Le léthar-alarme, imaginé par M. Hentz, de Liège, est un appareil ainsi composé : un tube de fer, long de 2 m. 50 c., est fixé par sa base à la planche supérieure du cercueil, à peu près vers son milieu : une corde le traverse dans toute sa longueur, attachée d'une part à l'une des mains du sujet, de l'autre à une cloche que fait tinter le moindre mouvement imprimé à la corde et qui est protégée contre le vent et la pluie par un chapiteau de bois. Ici le corps est inhumé et placé dans des conditions de température basse et humide qui sont peu favorables au rappel d'une dernière étincelle de vie. A Nuremberg et à Munich, au contraire, les corps sont déposés tout habillés, la face tournée vers le jour et découverte, dans une grande salle vitrée, bien éclairée la nuit : ils sont visités plusieurs fois le jour par des gardiens ou même par des parents qui viennent y déposer des fleurs : en outre, un cordon attaché à chaque main fait, à la plus petite traction, sonner le timbre placé dans la loge du veilleur. Cette manière de faire offre des garanties bien autres que celles des inhumations après 48 heures, alors même qu'on ferait usage des appareils d'alarme.

L'installation de ces ambulances mortuaires de secours devrait être propagée en tous pays. En France, on comptait, à la fin de 1873, 582 victimes d'inhumations prématurées et 1202 individus qui eussent été enterrés vivants sans un concours varié de circonstances. Il est fort difficile à l'individu le plus instruit, mais non initié aux connaissances médicales, de distinguer la mort apparente de la mort réelle.

CHAPITRE IV

Généralités pratiques sur l'assistance d'urgence.

Relativement à la manière d'utiliser, en attendant l'arrivée du Médecin, la plupart des objets et des substances dont il vient d'être question, il serait certainement inutile d'en faire ici un exposé méthodique, qui condamnerait à des redites; leur emploi, d'ailleurs, comporte bien plus la démonstration pratique et méthodique, les engins placés sous les yeux et dans la main. Il devient alors rationnel d'entrer dans tous les détails descriptifs à propos de l'accident qui nécessite tel ou tel de ces secours; et les explications données ainsi avec tout l'à-propos désirable se retiendront beaucoup plus facilement et d'une façon plus saisissable.

Il est, au contraire, des indications générales indispensables aux personnes appelées ou consentant à procurer un soulagement efficace aux malades ou blessés par accident. En se familiarisant avec ces notions complémentaires de la connaissance des matériels de secours, elles éviteront des retards, des indécisions, des complications, des embarras toujours regrettables pour le patient, avant comme après l'intervention médicale. Il s'agit de la véritable instruction professionnelle du secoureur, qui doit savoir relever un blessé, le transporter, approprier le local de l'assistance, examiner le patient, faire un premier pansement, quelques opérations élémentaires de petite chirurgie et de pharmacie, etc.

Telles sont les importantes et délicates questions qui vont nous occuper quelques instants.

1° *Relever un individu.* — Dès qu'une personne tombe, soit par blessure, soit par maladie, il faut s'enquérir, soit près d'elle, soit près des témoins, des causes de l'accident, des points du corps les plus endoloris, etc.

Ces renseignements acquis, on relève l'individu. Cette opération se fera doucement, avec précaution, sans mouvements brusques, avec le concours de plusieurs aides, dont l'un soutient la tête, l'autre le tronc par dessous les épaules, celui-ci un bras, celui-là les jambes, etc. Ces diverses actions doivent être coordonnées avec un certain ensemble et avec l'attention de ne pas écarter, autant que possible, les membres de leur direction normale.

Si aucune partie n'est indiquée comme spécialement lésée, on asseoit le sujet sur son séant et on le questionne sur les circonstances qui ont amené ou précédé l'accident.

S'il ne peut répondre, s'il n'ouvre qu'imparfaitement les yeux, qu'il soit cependant jeune, robuste, avec toutes les apparences de la santé, il y a lieu de craindre qu'il ne soit très-gravement atteint, même près de l'agonie. Dans ces cas, on doit hésiter à faire subir les souffrances d'un transport imparfait, incommode, souvent prolongé. Il convient que les secoureurs soient quelque peu au courant des signes d'une mort imminente.

2° *Signes de mort prochaine.* — Voici les plus ordinaires : Agitation continuelle, rejet permanent des couvertures, jambes constamment relevées, serrement des mâchoires et des doigts, face et oreilles froides et pâles, paupières entr'ouvertes et ne laissant voir que le blanc du globe oculaire, nez effilé, parfois bouche fortement entr'ouverte, battements du cœur peu ou point sensibles, respiration très-faible, lente, mais avec râles (frémissement semblable au murmure du chat), air expiré froid, ventre gonflé, avec vomissements fréquents ou bien hoquet convulsif, insensibilité générale de la peau pincée ou piquée, sueurs froides limitées à la tête et au cou, etc.

3° *Signes de la mort.* — Dans le cas où l'on voudrait s'assurer si l'individu a cessé de vivre, il suffirait de constater l'absence absolue des battements du cœur, d'appliquer sur la bouche entr'ouverte une glace que le souffle respiratoire seul ternirait, de rechercher l'insensibilité absolue quand on touche le bout des doigts de pied avec un corps en ignition (charbon rougi au feu, par exemple); dans ce dernier cas, le docteur Martenot, de Cordoux, a fait observer que l'ampoule produite contient de la vapeur chez un cadavre et de la sérosité (humeur sécrétée) chez un sujet encore vivant.

Le docteur Carrière a également recommandé de présenter la main de l'individu, les doigts bien rapprochés l'un de l'autre, à 4 ou 5 cent. d'une lampe ou d'une bougie : si la vie est conservée, la main paraît transparente, d'une couleur d'un rose vif, en raison de l'activité persistante de la circulation capillaire; si, au contraire, la mort est consommée, on n'a devant soi qu'une main de pierre, sans translucidité.

Se fondant sur ce qu'il existe, dans tout organe d'un corps vivant et ne disparaissant que dix à quinze heures après la mort, un bruit sourd analogue au bourdonnement perçu en rapprochant de l'oreille une coquille à large valve, le docteur Collonges a proposé de le constater à l'aide d'un petit stéthoscope (cornet) en métal. Ce signe est d'autant plus important qu'il a permis de distinguer, par la persistance de ce bourdonnement, la mort apparente dans des cas d'asphyxie, de syncope prolongée, de catalepsie, etc. Le même observateur a aussi constaté que, en outre de ce bourdonnement, il y a, sous l'influence de la vie, dans l'extrémité des doigts, un bruit de pétillements dont le siège serait dans le système musculaire ou dans les branches nerveuses.

On peut encore faire des frictions avec un corps rude quelconque (brosse, laine grossière, dos d'un couteau, etc.) sur une portion de membre : Amènent-elles de la chaleur et de la rougeur? c'est que la vie n'est pas éteinte. La peau frictionnée se dessèche et se flétrit quand la mort est réelle.

Enfin, M. le professeur Bouchut, mettant à profit l'action dilatante de l'atropine sur la pupille (ouverture centrale de l'iris),

instille dans l'œil cette substance (1 centigr. pour 30 gr. d'eau):
Si la pupille se dilate, l'individu n'est pas mort; si elle ne manifeste aucun changement dans ses dimensions, la cessation de la
vie est consommée.

Le même savant ayant étudié la température chez de nombreux
morts et de nombreux vivants, et dans toutes les conditions utiles,
a trouvé que tout corps humain qui donne + 20° centigrades au
thermomètre placé sous l'aisselle est réellement mort. Pour cette
constatation facile, M. Bouchut a fait construire, sous le nom de
« nécromètre, » un thermomètre à alcool, sur un côté duquel
une bande de papier recouvre tous les degrés inférieurs jusqu'au
20° au-dessus de zéro. Tant que l'instrument appliqué ne marque
pas plus de 20°, la vie a cessé; si la température est supérieure
à 20°, la vie est encore probable.

4° *Transporter le blessé.* — Si l'individu, une fois redressé
sur son séant ne peut pas marcher, il faut le porter dans un lieu
de secours. Quand on en est tout près et que le blessé peut se
servir de ses bras, le plus fort des assistants lui tourne le dos en
se plaçant entre ses jambes, se baisse, porte les bras en arrière
pour soulever le malheureux par les cuisses et les maintenir
ensuite contre ses hanches, puis il se redresse. A ce moment, le
blessé élève les bras et saisit son porteur par le cou et les épaules.

Si, au contraire, l'état du malade est tel qu'il ne puisse contribuer à son transport, deux personnes suffisent pour lui venir
en aide. Elles passent, l'une les deux avant-bras sous ses genoux
à l'instar d'un crochet, l'autre chaque avant-bras sous chacune de
ses aisselles; puis toutes les deux soulèvent le malade, en harmo-
nisant leurs mouvements de façon à lui faire subir le moins de
secousses possible. Pour le mettre sur un lit, une troisième personne, enlevant les couvertures, monte sur le matelas, s'empare
du tronc du malade et l'attire à elle, pendant que les deux aides
obéissent harmoniquement à cette traction et déposent en même
temps, l'un les pieds, l'autre la tête et les épaules du patient.

Le transport ne peut-il avoir lieu de cette façon, soit en raison
de lésions graves, soit parce que le trajet à parcourir sera long
et trop fatigant alors à bras? il faut placer le blessé sur un bran-

card, planche, civière, petite voiture à bras, etc.

Règle générale : Au moment d'enlever le blessé, un aide doit toujours se charger spécialement du membre lésé, au côté extérieur duquel il se place pour le soutenir des deux mains étalées à distance sur sa longueur ; deux autres aides passent sous les fesses du blessé leurs mains et les joignent ; un quatrième soutient les autres membres, etc. Dès que chacun des aides est en mesure de soulever la portion du blessé qui lui est confiée, le directeur du secours, répétons-le, donne un signal pour que l'action soit combinée avec le plus d'unité : le blessé est ainsi soulevé simultanément du tronc, de la tête et des membres, puis déposé avec précaution sur le brancard. La tête sera élevée à l'aide d'oreillers, de paille, de foin, de linges ou de vêtements roulés ; une couverture étendue sur le blessé ; deux porteurs, placés aux extrémités du brancard, ou à chacun de ses angles, si c'est une porte, se mettront méthodiquement en marche, en partant du même pied, pour soustraire le plus possible le patient aux chances de secousses inutiles.

Si l'individu, une fois relevé et après avoir reçu les secours nécessaires, doit ou peut monter dans une voiture, les assistants l'aideront, le soutiendront pour qu'il arrive plus facilement à y prendre place.

5° *Lieu de traitement.* — L'abri qui recevra le malade ou le blessé varie suivant les circonstances. A la guerre, c'est un hôpital mobile (tente, baraque) ou fixe (ambulance). En temps d'épidémie, de catastrophes, ce sont des édifices publics, couvents, écoles, vastes maisons particulières, etc. En cas de sauvetage, on a des asiles spéciaux, des dépôts de secours, corps-de-garde, etc. : Dans les circonstances les plus ordinaires, le logement même de la personne.

Si le sujet ne peut être conduit chez lui, qu'il soit sans ressources, isolé, étranger, il faut le diriger sur l'hôpital le plus proche. Souvent des difficultés s'élèvent à ce sujet, provoquées par les répugnances individuelles, les préjugés, la honte, les conseils des commères, etc. Les assistants s'efforceront de démontrer que l'on guérit plus vite et plus sûrement à l'hôpital, parce que le traitement y est mieux surveillé, mieux exécuté, plus calme, les soins y étant confiés à des auxiliaires expérimentés et qui exécutent à la lettre les prescriptions médicales, etc.

Si, cependant, on est trop éloigné d'une habitation et qu'il y ait urgence à administrer des secours, on transporte le blessé sur un point élevé, sur le rebord d'un fossé, sous un arbre, etc.

Le transport dans une maison, dans une ambulance est-il absolument impossible? improvisez sur place un mode quelconque de couchage, abritez contre l'humidité de l'air ou l'ardeur du soleil à l'aide de vêtements, de toiles recouvrant des branchages, etc.

Supposons qu'il s'agisse d'une chambre, soit particulière, soit hospitalière, cas le plus ordinaire.

Le local où est déposé le malade ou le blessé doit être assez clair pour que les secours soient convenablement appliqués; mais il faut, autant que possible, préserver le blessé d'une lumière trop éclatante, trop vive, soit naturelle (soleil), soit artificielle (éclairage, feu). Dans ce dernier cas, on utilise les lampes ou veilleuses à abat-jour.

L'exposition au Midi ou au soleil levant est la meilleure.

L'air du local doit être aussi pur que possible : on évitera donc l'encombrement par toutes les personnes inutiles, dont la présence détermine toujours un bruit fatigant pour le malade. On défendra toute fumée de tabac. Si les vêtements sont souillés par des matières odorantes ou susceptibles de décomposition, on les enlèvera soigneusement pour les déposer dehors dans un panier et les soumettre au médecin dès son arrivée. Il convient d'exclure de la chambre tout vase de fleurs dont les émanations peuvent déterminer des maux de tête, etc.

Tout courant d'air sera scrupuleusement évité; les portes ouvertes avec précaution et le moins souvent possible.

La température du local ne doit avoir rien d'excessif; il vaut mieux un feu de cheminée qu'un poêle.

Le lit doit être élevé au-dessus du sol au moins de quelques centimètres; à roulettes, afin qu'on puisse le changer de place;

en fer, parce qu'il est plus propre et moins habité par les insectes qui tourmentent les malades; éloigné des fenêtres et des murailles et privé de rideaux, pour qu'on en fasse librement le tour, qu'on porte ainsi secours au blessé dans toutes les situations.

Dans les demeures particulières, la composition du lit ne saurait être ordonnée; mais, dans les ambulances et postes de secours, il convient de se borner à un ou deux matelas de crin végétal, de zostère, de foin, ou à des paillasses. La mousse la plus douce et la plus longue, récoltée en été, séchée à l'ombre, puis battue sur des claies pour la débarrasser des parcelles de terre, constitue un coucher moelleux, économique, durable, inattaquable par les animaux et les insectes et surtout très-salubre. Les matelas de laine et de plume sont trop chauds: ceux de feuilles de maïs plus sains. Il en est de même des oreillers de crin animal ou végétal, qui évitent les congestions à la tête.

Si l'individu est très-oppressé, multiplier les oreillers derrière les épaules et la tête, ou mieux renverser derrière le tronc une chaise dont le dossier fait plan incliné, sur lequel on applique, soit l'extrémité du matelas, soit les oreillers.

Pour un blessé atteint de fracture aux membres inférieurs, il convient de placer entre les matelas une planche, afin de donner au membre un appui constamment égal et éviter une mauvaise et douloureuse position.

Les draps et couvertures doivent être en nombre suffisant. Les assistants ont trop souvent la funeste habitude d'étouffer les blessés ou les malades sous des monceaux de vêtements, d'édredons, de couvertures piquées, etc.

Les parties du corps que l'on soumet à une réfrigération continue à l'aide de linges mouillés doivent rester exposés à l'air et ne jamais être recouvertes par les draps, couvertures, vêtements, etc.

Les individus très-agités se découvrent à chaque instant et se refroidissent: on doit lier le bout angulaire des draps et des couvertures après les barres latérales du lit. Si le blessé reste sourd aux recommandations d'être tranquille, on ferme avec des ficelles l'ouverture inférieure des manches de chemises et on les réunit entr'elles par un nouveau lien.

Quand le lit doit être fréquemment mouillé par des applications thérapeutiques ou des excrétions abondantes, on protège le corps du malade par des toiles cirées, des coussins de son, de sciure de bois, de fécule de pomme de terre. Les draps dits d'alèze, c'est-à-dire pliés en plusieurs doubles, sont souvent employés, mais ils ont l'inconvénient de ne pas isoler l'humidité, de s'imbiber assez rapidement, de refroidir par leur contact le corps du patient.

Si le blessé ou malade doit être fréquemment soulevé ou changé de linges sous le bassin, on lui passe sous les reins un drap plié en trois ou quatre et sous les cuisses une serviette longue : des aides prennent les extrémités de ces drap et serviette, et le patient est ainsi soulevé sans secousse.

Pour que le poids des couvertures ne fatigue pas la région endolorie, tuméfiée ou le membre fracturé, on les écarte du corps à l'aide de cerceaux que l'on réunit par de petites traverses clouées ou attachées de distance en distance, de façon à simuler une voûte de protection. Les extrémités de ces cerceaux sont maintenues fixes en les introduisant entre les barres du lit et les matelas.

Pour faciliter au blessé ou malade quelques mouvements du tronc et des membres supérieurs, on attache après la paroi postérieure du lit un fort bâton, suffisamment long, dont le bout supérieur est muni d'une corde solide. Le bout libre de cette dernière, armé d'une petite traverse en bois, sera saisi à volonté par le patient, qui s'y cramponnera tout à son aise.

Tout ce qui a été dit plus haut sur la pureté de l'air autour du malade et du blessé est, à plus forte raison, d'une nécessité absolue en cas de réunion plus ou moins considérable de victimes à la suite d'une catastrophe, d'un incendie, d'une guerre, du naufrage d'un équipage, d'une éclosion épidémique, etc. Tout air infecté par l'encombrement augmente rapidement la gravité des maladies, des plaies et par suite la mortalité. En pareil cas, il faut disséminer les malades et les blessés sous des tentes, sous des abris, à de grandes distances les uns des autres, dès qu'ils-sont transportables ou qu'ils ont reçu les premiers soins d'urgence, ou bien encore proportionner la durée de ces transports au degré des souffrances et de gravité des lésions : la voie ferrée la plus voisine sera choisie pour ceux le plus sérieusement atteints.

Quant aux soins à donner dans une ambulance, ne jamais oublier que moins les salles sont grandes et moins elles sont occupées, plus les secours sont dans de bonnes conditions hygiéniques.

6° *Examen du malade, du blessé.* — Quand on est loin de toute habitation et exposé aux intempéries atmosphériques (vent, pluie, tempête, grêle, etc.), on n'a pas toujours la possibilité de découvrir les régions atteintes. S'il s'agit de fractures, on les maintient par dessus les vêtements avec les moyens que nous indiquerons plus loin.

Soit maintenant le blessé ou le malade déposé sur un lit, on le déshabille en totalité ou en partie. Si un membre lésé ne saurait être soulevé, remué, crainte d'exciter des souffrances, on coupe, avec la plus grande douceur et sans secousses, la portion du vêtement correspondante (manche, pantalon, botte, bottine, etc.) avec des ciseaux à pointe mousse. Quand le blessé a perdu beaucoup de sang et qu'il se trouve en syncope (faiblesse), les mouvements trop brusques doivent être soigneusement évités, car ils pourraient ramener l'hémorrhagie.

On débarrasse l'individu de tout ce qui peut gêner la circulation, la respiration : cravate, bouton du col de chemise, corset, ceintures, liens de jupons, bretelles, jarretières, etc.

Toutefois, si la personne est en sueur, il faut, au fur et à mesure qu'on la dépouille de ses vêtements, essuyer la transpiration avec des linges préalablement chauffés, ou à défaut avec des linges très-secs et en laine, passés sur le front, sur le dos, sur la poitrine. Surtout si la chemise est mouillée, il est urgent d'en changer; de même pour le gilet de dessous, flanelle ou coton. Cette précaution est de rigueur. Dans le cas où on n'en aurait pas de rechange, le malade ou blessé serait enveloppé dans une couverture de laine.

Pendant ces opérations fort délicates, toute cause de refroidissement, tout courant d'air seront scrupuleusement évités. Que de points de côtés, que de diarrhées, que d'ophthalmies, que de maux d'oreilles, que de douleurs rhumatismales sont les résultats fréquents du défaut de ces précautions ! Aussi, pour opérer plus promptement et avec plus de facilité, chez un blessé, il faut toujours commencer par le membre sain, afin de n'avoir plus que le membre malade à débarrasser.

Inutile de rappeler que pendant le déshabillement et le changement de linge, la plus grande décence doit être observée.

L'examen du malade ne sert pas seulement à reconnaître l'état des organes et des tissus qui sont le siège de lésions ou de douleurs vives, il permet encore de constater les infirmités (hernies, varices, ulcères, etc.) et les conditions spéciales (vésicatoires, cautères, etc.) qui pourraient s'opposer à tel ou tel mode de secours que l'on aurait l'intention d'appliquer.

Du reste, pour cet examen, on ne découvrira entièrement que les régions indiquées comme siège de souffrances, et juste le temps nécessaire à la constatation du mal. Les pieds, la poitrine et le ventre sont très-sensibles au refroidissement et doivent, autant que possible, rester couverts. Pendant ces recherches, toute émotion vive sera scrupuleusement évitée au patient, les assistants supprimeront toute parole inquiétante, et, loin de laisser paraître sur leurs traits des impressions tristes ou des appréciations décourageantes, ils s'efforceront de garder une attitude rassurante. Ne pas oublier, surtout, que les malades plongés dans un assoupissement profond entendent souvent ce qui se dit autour d'eux. S'ils divaguent, les observer avec patience et ne pas les exciter par des ripostes inutiles.

Avons-nous à rappeler que les malades et blessés doivent être assistés avec la plus grande prudence, du sang-froid, une extrême douceur? Epuisés parfois par une souffrance aiguë, de la fatigue, la faim, la soif, la frayeur, le froid, la colère, une perte considérable de sang, etc., ils ont besoin d'être ménagés dans leur sensibilité. C'est pour ce motif qu'en l'absence de l'homme de l'art on ne doit jamais se permettre d'explorer les plaies, d'en tirailler les bords, de les sonder, soit du doigt, soit avec un objet quelconque, d'en extraire des morceaux d'os, de vêtements, de pierres, de bois qui y seraient adhérents ou implantés, etc.

Les enfants résistent fréquemment à l'examen ou à l'administration d'un breuvage : il ne faut pas céder, s'il y a besoin absolu. Le nez pincé entre deux doigts leur fait ouvrir la bouche malgré eux ; on en profite pour jeter un coup-d'œil sur l'état de la langue et de l'arrière-gorge ou pour leur faire avaler la cuillerée de liquide qui contient le remède. On ne doit lâcher l'appendice nasal que quand le petit sujet a tout avalé, sans quoi il rejetterait par le nez ou, comme l'on dit vulgairement, risquerait d'avaler de travers.

7° *Premiers soins.* — Le traitement d'urgence qui convient dans les accidents ou maladies instantanées sera indiqué plus loin, à l'occasion de la description de chacun de ces cas. Mais on ne saurait trop prémunir, en général, les assistants contre la funeste habitude qu'on a de gorger de boissons de toute sorte les malades et les blessés, sous le prétexte de les réconforter, de les réchauffer, de combattre leur état de faiblesse, etc. La plus minime réflexion suffit à faire comprendre que, dans les cas d'indisposition, de lésion subite, l'estomac est rarement disposé à recevoir de grandes quantités de liquides stimulants, tels les alcooliques surtout, et que leur administration intempestive ne peut servir qu'à allumer la fièvre, provoquer des dérangements intestinaux, en un mot déterminer des complications fort regrettables. Certainement, si le patient se plaint d'une soif vive, il faut chercher à la satisfaire par des tisanes appropriées, données à doses modérées ; mais, hors ces cas très-exceptionnels, une extrême prudence doit guider dans la présentation de breuvages excitants, surtout des bouillons gras, vins sucrés, vulnéraires à haute dose, etc., dont on abreuve tout particulièrement les blessés. Si rien ne presse, pourquoi ne pas attendre le médecin ?

Il faut aussi, en pareils cas, consulter les habitudes du patient. L'individu qui est accoutumé aux boissons alcooliques en demandera de préférence à toutes les tisanes imaginables, et il conviendra de lui accorder son liquide favori, avec toute la modération possible, bien entendu; par exemple, de l'eau vineuse, de l'eau faiblement aiguisée d'un spiritueux, etc.

On n'a parfois à donner à un blessé que de l'eau de rivière peu courante, de l'eau de mare ou bourbeuse; il est toujours prudent de la filtrer à travers un tissu de laine, un morceau de vêtement en drap, etc.

Certains malades ne supportent les tisanes que fortement sucrées; d'autres ne veulent, à aucun prix, de breuvages trop doux au goût et préfèrent les préparations sans sucre.

Quand les malades ne peuvent être soulevés pour boire, les petits vases à goulots rendent de grands services.

Pour faire boire les tisanes chaudes, les vases en porcelaine, faïence, terre cuite, sont préférables aux objets en métal, qui s'échauffent beaucoup trop vite.

Pendant l'état de sueur, ne jamais donner à boire froid, bien essuyer le malade avec des linges chauds, avant de lui laisser sortir les bras hors du lit.

A peine les premiers soins administrés, le malade tombe-t-il dans l'agonie? calmer ses derniers moments en éloignant les cris et les pleurs des parents, lui faciliter la respiration en le soulevant et en desserrant tous liens autour du cou, de la poitrine et du ventre, réchauffer ses pieds avec des briques exposées au feu, dégager avec une barbe de plume l'arrière-gorge encombrée de mucosités, lui faire avaler quelques petites gorgées de vin sucré, faire circuler de l'air pur et ventilé autour du lit, etc. On a parfois la cruelle habitude, surtout chez les petits enfants, de leur couvrir la figure avec une serviette, un mouchoir, dès que la mort s'approche : c'est précisément le meilleur moyen de les asphyxier rapidement et d'augmenter leurs efforts instinctifs de lutte contre la gêne respiratoire.

Les *pansements,* application-méthodique d'un topique ou d'un appareil sur une partie blessée ou sur une région malade, demandent une certaine intelligence et acquièrent une grande importance dans les secours d'urgence, car ils aident à calmer les douleurs, à prévenir des accidents (hémorrhagies), à soustraire les blessures au contact de l'air, à ramener dans leur situation nor-

male des organes déviés ou rompus (entorses, luxations, fractures).

Avant de procéder à un pansement, il faut toujours réunir et
tenir à sa portée toutes les pièces qui doivent le composer (1), afin
de pouvoir l'exécuter plus rapidement, sans quitter le malade
ou le blessé à tout instant. On aura donc eu soin de préparer linge
(bandes, compresses, écharpes, etc.), charpie, cuvette, eau,
éponges, épingles, etc.

Le tout une fois réuni, le blessé est placé dans la position la
moins gênante, avec toutes les précautions indiquées ci-dessus
au § 6 (Examen du malade). Nous avons déjà dit que le pansement devait être fait le plus promptement possible, afin d'éviter
au patient de la fatigue, d'exposer moins longtemps à l'air les
régions lésées. La main du panseur, comme celle de ses aides,
doit être légère et ne rien ajouter aux souffrances du blessé.

La plus grande propreté est de rigueur dans l'exécution d'un
pansement.

La *charpie*, préparée avec du linge (de toile de préférence)
médiocrement usé, lavé à l'eau, coupé par carrés de quatre
travers de doigt, est le résultat de ce tissu effilé brin à brin.
Trop vieille, la charpie devient dure et a pu, d'ailleurs, absorber
les mauvaises odeurs des chambres habitées, surtout des salles
de malades.

On n'a pas toujours sous la main une quantité considérable de
charpie, il convient parfois de la ménager. On la remplace avantageusement par le papier buvard, dit papier de soie, d'un prix
très-peu élevé, et qui pompe à merveille les humidités des plaies.
Les chirurgiens Autrichiens s'en sont beaucoup servi pendant la
dernière guerre.

Peuvent être encore utilisés l'étoupe, la filasse, des feuilles

---

(1) A ce point de vue, les installations complètes des Voitures-Ambu-
lances ne sauraient être trop popularisées. On peut citer comme type celle
de la Société Humaine de Boulogne-sur-Mer : elle renferme un lit de camp,
un brancard, des appareils à eau chaude et à ventilation, une collection des
médicaments nécessaires au moment d'un accident. (Voy. le dernier *Rapport*
publié par cette Société, 1874).

fraîches et bien lisses, des morceaux de grosses cordes, goudronnées même, le coton cardé (qui n'a pas du tout les propriétés vénéneuses que le public lui prête), — la conferve bulleuse, plante à filaments capillaires, verdâtres, mucilagineux, et abondante dans les eaux douces, stagnantes, dans les fossés humides, — enfin la terre même, qui procure toujours sur les plaies une sensation agréable de fraîcheur et contribue puissamment à prévenir l'inflammation.

On emploie la charpie ordinaire sous forme de : plumasseaux (brins étirés parallèlement, égalisés en longueur et ramassés ainsi en masses plus ou moins grandes, plus ou moins épaisses), — de boulettes (charpie roulée dans la paume de la main). Les premiers reçoivent les pommades, les liquides médicamenteux; les secondes servent à combler des plaies, pour arrêter une hémorrhagie, etc.

Le *linge* sera, autant que possible, de toile médiocrement usée, assez fine et souple : celle de coton la suppléera au besoin. Il ne doit avoir ni coutures, ni ourlets. On en fait des compresses de diverses grandeurs, de diverses formes (carrées, triangulaires, rectangulaires ou longuettes, etc.) que l'on applique sèches, mouillées ou enduites d'un corps gras.

A défaut de linge tout préparé, le mouchoir, la cravate, la chemise du patient sont utilisables. N'a-t-on pas de linge assez large pour soutenir un membre, on peut se servir d'un paillasson, à l'exemple des Ambulances de la Presse pendant la dernière guerre.

Du papier brouillard, de la mousseline, de la gaze, en plusieurs doubles, remplacent parfois les compresses de linge.

Les *bandes* ont besoin d'une certaine résistance; aussi les toiles vieilles, mais un peu fortes, doivent être préférées pour leur confection : elles n'auront ni coutures, ni ourlets, et se coupent, autant que possible, en droit fil, dans une largeur moyenne de 4 à 5 centim. pour le corps et les membres, et de 1 à 2 centim. pour les doigts. Leur longueur est variable; il convient d'en avoir de diverses dimensions.

Roulées sur une de leurs extrémités pour être plus facilement maniées, les bandes forment un ou deux globes (cylindres), selon que l'enroulement comprend toute la longueur ou s'arrête au milieu de cette longueur pour enrouler l'autre extrémité dans le même sens.

La Conférence internationale de Vienne, en octobre dernier, a décidé que chaque soldat recevrait un paquet de bandes, afin qu'en cas de blessures il puisse, sur le champ, en faire l'application.

Les bandes peuvent manquer à l'approvisionnement : on les remplace par des fils, ficelles, rubans, cordes, lanières de draps, jarretières, cravates, bretelles, ceinturon, morceaux de flanelle, élastiques, etc.

Le *sparadrap* ou diachylum gommé est un agglutinatif précieux, à la condition qu'il sera frais et souple : on lui conserve cette qualité en l'entourant d'un papier huilé. Découpé en bandelettes parallèles, afin d'avoir plus d'homogénéité dans l'effet de son application, il se pose après avoir été chauffé, soit avec l'haleine, soit au feu.

Il ne faut pas oublier que, par un emploi prolongé, le diachylum finit par irriter la peau et en déterminer l'inflammation.

Dans nos hôpitaux militaires, on lui a substitué avec avantage un sparadrap à l'ichthyocolle, ou percaline adhésive, beaucoup plus doux et plus facile à conserver.

Le taffetas d'Angleterre ou sparadrap gommé ne convient que pour les plaies de petite étendue ; à l'occasion, on peut le remplacer avantageusement par des timbres-poste.

Les *bandages* sont des combinaisons plus ou moins compliquées de pièces de pansement, bandes et compresses. On les a parfois tout préparés à l'avance. — Règle générale : un bandage s'applique toujours de bas en haut ; il ne doit jamais être serré au point d'empêcher la circulation du sang et d'amener ainsi le gonflement des tissus. Voici les plus usités :

Bandage simple circulaire : maintenir de la main gauche l'extrémité de la bande, dont la main droite conduit le globe autour du membre et vient couvrir le point de départ pour le fixer ; — saisir alors le globe de la main gauche, le dérouler jusqu'au côté opposé du membre, où la main droite le reprend pour le remettre, au point de départ, à la main gauche, et ainsi de suite ; — arrêter l'extrémité finale de la bande avec une épingle dont la pointe doit être cachée dans l'épaisseur des circulaires.

Si les circulaires de la bande se suivent en se recouvrant d'une certaine partie, ils constituent le bandage roulé.

La forme conique des membres ne permet pas à des circulaires de s'appliquer exactement, oblige l'un des bords de la bande à former un soufflet ou godet, ce qui détruit la solidité de l'application. On y remédie en renversant, à chaque circulaire, le bord supérieur de la bande sur l'index, de façon que ce bord devienne inférieur et que la face externe de la bande devienne interne. La compression du bandage acquiert ainsi son summum d'uniformité. Ces circulaires en biais portent le nom de doloires.

Les bandages varient nécessairement de forme et de composition suivant les régions auxquelles ils sont adaptés. Le plus simple, pour la tête, est le mouchoir ployé en cravate et dont les extrémités se nouent sur le devant ou sur les côtés du crâne.

Le bandage de corps, composé d'une pièce de linge assez fort, de 1 m. 20 de long sur 65 à 75 centim. de large, est maintenu en place par des bandes fixées obliquement et ensemble au bord supérieur dorsal pour venir passer sur les épaules et s'attacher, une de chaque côté, à la région mammaire. Si ce bandage est appliqué à l'abdomen, les bandes mobiles se fixent au bord inférieur de la face dorsale et se dirigent par dessous les cuisses pour remonter sur le ventre où elles seront attachées de chaque côté. A défaut de bandage de corps tout préparé, une serviette ou une longue cravate, pliées en trois ou en quatre, un ceinturon, une ceinture de flanelle, des bretelles, etc., seraient utilisés.

Les membres supérieurs sont soutenus ou relevés dans l'immobilité à l'aide d'écharpes, grandes pièces triangulaires de 1 m. à 1 m. 50 de long, dont les extrémités se nouent — ou mieux se croisent — et se fixent avec une épingle autour du cou. L'angle antérieur, qui correspond à la main, peut être replié et attaché plus ou moins haut pour donner à l'avant-bras une position oblique et prévenir ainsi l'engorgement de la portion digitée du membre.

La même écharpe, appliquée sur les reins, les trois angles

ramenés sur le ventre, l'un d'eux remontant entre les cuisses, sert à maintenir des pièces de pansement sur l'abdomen et particulièrement sur les aines.

Du reste, avec un mouchoir, une cravate, une serviette, on peut toujours improviser un bandage d'urgence très-convenable. Plié en cravate, il suffit pour les lésions du front, des yeux, des joues, du menton, du cou, des membres et comme moyen de fixation des pièces de pansement ou de soutien (attelles). — Plié en écharpe, il convient aux lésions de la tête, des mains, des pieds, du tronc, du membre supérieur et même de l'inférieur, quand il y a suspension.

Les *attelles*, lames résistantes mais flexibles, longues et étroites (appliquées le long des membres), larges et ovoïdes (appliquées aux pieds (pédales) ou aux mains (palettes), dont elles affectent la forme), servent à assurer l'immobilité des parties : on les roule préalablement dans un linge suffisamment grand et bien tendu, pour éviter les plis.

En cas de défaut d'attelles pour une fracture de membre, on lierait dans toute sa longueur le membre supérieur contre le tronc et le membre inférieur contre l'autre jambe. — On utiliserait encore bien des objets qui se trouvent d'ordinaire à portée de tous : sabres, baïonnettes, fusils, fourreaux en cuir ou en métal, rayons de roues, faisceaux de branches, de joncs, de paille, de roseaux, écorces d'arbres, carton épais, etc.

Quand l'attelle est constituée par un long faisceau cylindrique de paille dont les brins restent maintenus parallèles par une ficelle enroulée tout autour, elle prend souvent le nom de fanon.

Les *cataplasmes*, sorte de bouillie plus ou moins épaisse obtenue par la décoction de poudre, feuilles, fruits ou pulpe dans de l'eau, doivent être appliqués d'autant plus chauds qu'on désire obtenir une révulsion plus énergique; pour favoriser cette action, on les recouvre d'une plaque de laine, de flanelle, d'ouate, ou mieux de taffetas gommé. Ils seront toujours renouvelés dès qu'ils deviennent froids.

La préparation de ces topiques se fera avec propreté, afin de ne pas maculer inutilement les draps et les vêtements du malade.

Pour cela, sur un carré de vieux linge (coton ou toile), on étend la bouillie demi-liquide avec une spatule, à défaut avec un petit bâton ou un manche de cuillère ; on égalise la couche sur tous les points, puis les bords libres de la toile sont repliés sur la pâte, à l'instar d'un encadrement. Si le topique doit être placé sur une cavité, un orifice, un organe, une plaie, qu'il convient de protéger contre les particules de la bouillie, on aura eu soin de recouvrir cette dernière d'une gaze très-fine.

On pose doucement le cataplasme ; on le maintient en place à l'aide de linges (serviettes, écharpes, bandes) dont la forme varie suivant les régions et que l'on fixe avec des épingles. Pour éviter que ces dernières ne se dérangent ou blessent le malade, on choisit de préférence les épingles dites anglaises, dont le ressort ramène la pointe sous une petite arcade de métal.

S'agit-il de changer un cataplasme ? il faut d'abord préparer celui de remplacement, afin de pouvoir l'appliquer immédiatement à la place de celui qui est enlevé : on évite ainsi des refroidissements et des sensations désagréables.

La préparation de cataplasmes avec les farines de riz, de froment, de pommes de terre, etc., exige que l'on délaie d'abord ces dernières dans de l'eau froide : on met ensuite sur le feu, puis on remue avec une cuillère jusqu'à ce que le liquide se prenne en gelée.

A défaut de farine de lin, on se servira de râpure de pommes de terre, de carottes, de betteraves ; ou bien on remplit des petits sacs, des chaussettes, des bas ou des manches avec de la cendre, des graines de céréales, du son, de la terre, voire du sable : on les fait chauffer dans un four ou devant le feu et on appliqu immédiatement. Des herbes ayant des propriétés médicinales actives peuvent également entrer dans la composition de ces sachets. Les feuilles de certaines plantes dites grasses et cultivées dans nos jardins, le figuier de Barbarie, les raquettes, sont charnues et abreuvées d'un suc émollient : coupées en deux et appliquées froides ou chauffées, elles remplacent également les cataplasmes.

Dans certains cas particuliers, les brûlures par exemple, les cataplasmes s'appliquent froids.

Les *sinapismes*, cataplasmes de farine fraîche de moutarde tout simplement délayée dans de l'eau tiède, ne doivent pas être préparés à l'eau chaude ou bouillante, qui évaporerait les principes actifs, ni avec du vinaigre, qui les neutraliserait en partie. On étale la pâte sur le linge comme il a été dit ci-dessus à propos du cataplasme, avec cette condition toutefois que la première sera toujours recouverte d'une mousseline ou d'un papier buvard, afin de ne pas laisser, lors de son enlèvement, de petits grains de moutarde continuer à irriter la peau. Le sinapisme en feuilles toutes préparées, dites de Rigollot, n'a pas cet inconvénient, et son applicabilité instantanée lui confère toute supériorité. Toutefois, chez les personnes à peau délicate, très-nerveuses, chez les enfants surtout, on doit se contenter de saupoudrer légèrement de farine de moutarde un cataplasme ordinaire de farine de lin, fécule, mie de pain, etc.

Dès que le malade manifeste, par son agitation ou ses plaintes, qu'il ne saurait continuer à supporter le sinapisme, il faut l'enlever tout-à-fait ou le changer de place. Si la région fortement rougie par la moutarde est douloureuse, on la recouvre d'un linge enduit de graisse fraîche, de beurre, de crème ou d'une bouillie de farine de lin très-tiède.

A défaut de farine de moutarde, on se sert de fort vinaigre, dont on arrose la surface d'un cataplasme ordinaire, ou de gousses d'ail finement écrasées et appliquées sans autre préparation, soit encore de feuilles fraîches et bien pilées de rue, de clématite des haies (herbe aux gueux); on pourrait encore flageller la partie avec des orties fraîches.

Quand on cherche, non-seulement à rougir, à irriter la peau, mais encore à déterminer sur un point donné une sécrétion séreuse assez abondante pour soulever l'épiderme sous forme d'ampoule, on emploie le *vésicatoire*, le plus ordinairement composé de poudre de cantharides incorporées à de l'huile ou à un emplâtre. La durée d'application est de 6 à 8 heures chez l'enfant, de 12 à 20 heures chez l'adulte.

Le vésicatoire volant, c'est-à-dire à action momentanée, doit être pansé en perçant l'ampoule à son point le plus déclive pour en faire sortir toute la sérosité, puis en la recouvrant d'un peu de beurre ou de cérat étendu sur un linge fin ou sur un papier buvard.

Le vésicatoire permanent, c'est-à-dire que l'on veut faire suppurer, exige qu'on enlève, soit avec des ciseaux, soit avec les doigts et d'un coup sec, tout l'épiderme soulevé par la sérosité, et qu'on applique tout aussitôt le linge cératé ou beurré, tout préparé à l'avance. Quelques jours après, on le remplace par une pommade destinée à faire suppurer, et étendue sur une feuille de lierre ou de laitue.

Dans tous les cas, ces applications seront recouvertes d'une compresse, puis le tout maintenu par quelques tours de bande médiocrement serrés, ou mieux par une plaque ovale à courroie en gomme élastique dite serre-bras.

Quand on n'a pas de vésicatoire, de taffetas vésicant à sa disposition, on produit également une ampoule en appliquant 5 à 10 minutes une boulette de ouate imbibée d'alcali volatil puis recouverte soit d'un verre, soit d'un petit couvercle quelconque, soit d'une ventouse. A défaut d'alcali, on utiliserait encore une des substances indiquées au paragraphe ci-dessus comme succédanées de la moutarde, mais alors l'application en devrait être plus prolongée.

Il y a encore deux petites opérations avec lesquelles tout panseur fera bien de se familiariser; à vrai dire, leur exécution ne doit jamais se faire que sur la prescription du médecin. Il s'agit de la pose des sangsues et des ventouses.

La *sangsue*, dont les meilleures variétés sont la verte et la grise, se conserve soit dans de la mousse humide, soit dans des bouteilles, de préférence dans des vases en grès, remplis d'eau journellement renouvelée, maintenus au frais et à l'ombre. Celle qui a déjà servi ne peut être remise en usage qu'au bout d'un an.

Le lieu d'application étant indiqué par le médecin, on le rase, s'il est couvert de poils, barbe, cheveux, etc, : on le lave à l'eau tiède ou au lait pour enlever toute matière odorante, grasse, malpropre. Les ouvertures toutes voisines seront, par précaution, couvertes d'un linge ou bouchées avec une boulette de charpie, de ouate. Les sangsues, roulées quelques minutes entre les mains dans un linge sec, puis introduites dans un corps creux quelconque, pourvu que la circonférence de la section soit plane (verre, couvercle, corne, pipe, etc.), sont renversées sur la région désignée.

Si cette dernière est limitée à un point très-étroit ou à une cavité ou à une anfractuosité, on est obligé de mettre les sangsues une à une, en introduisant chacune dans un petit tube en verre ou dans un petit cornet de papier fort, de telle sorte que l'extrémité la plus étroite (bouche) de l'animal soit en contact avec la peau ou la muqueuse.

Tout le temps que la sangsue tire du sang (une heure en moyenne), il ne faut ni la déranger, ni la toucher.

Quand on veut la faire tomber, on la saupoudre d'un peu de sel ou de cendres. On ne doit jamais l'arracher, les dentelures fines de la mâchoire risquant de céder et de rester dans la petite plaie.

L'écoulement du sang sortant de la morsure de l'animal est facilitée par l'application de cataplasmes de farine de lin ou de linges trempés dans l'eau chaude, ou par un bain local soit de vapeurs, soit d'un liquide émollient à haute température.

Les sangsues tombées ou détachées peuvent être dégorgées immédiatement en les plongeant dans de l'eau vineuse (à parties égales) : dès qu'elles rendent une goutte de sang, on les saisit par la grosse extrémité (ventouse), et par des pressions douces exercées le long du corps à l'aide du pouce et de l'index droits on fait sortir par l'orifice buccal le sang ingurgité.

La *ventouse*, petite cloche de verre (verre à bordeaux, grand verre, etc.), demande les mêmes précautions préliminaires d'appropriation de la peau que les sangsues; puis elle s'applique en brûlant dans sa capacité un petit morceau de papier ou d'étoupe, et la renversant sur la région avant l'extinction du corps enflammé. Par la raréfaction de l'air qui y produit un vide, la peau couverte rougit et se congestionne par l'afflux du sang. Au bout de quelques minutes on déprime avec le bout du doigt la peau sur un des points de la circonférence de la ventouse, et aussitôt l'air, pénétrant dans son intérieur. en permet le facile et complet détachement.

A défaut de verre, on utilise une corne de bœuf ou de mouton, dont l'extrémité la plus large s'applique sur la peau : par l'autre extrémité effilée, on aspire avec la bouche l'air contenu dans la cavité du cône, puis avec la pulpe du doigt on en maintient l'ouverture exactement bouchée pendant quelques minutes. On réitère l'aspiration aussi souvent qu'on le juge utile. Evidemment cet instrument est très-insuffisant.

Quant aux préparations les plus élémentaires des remèdes ordinaires, il ne semblera, sans doute, pas hors de propos de rappeler quelques notions usuelles.

La *décoction* consiste à faire bouillir plus ou moins longtemps dans un liquide des substances médicamenteuses (8 à 10 grammes par litre d'eau); — l'*infusion*, à verser sur la substance en liquide bouillant, couvrir et prolonger le contact pendant 10 à 20 minutes; ou· bien encore à jeter la substance dans le liquide bouillant, puis retirer du feu et couvrir le vase : on emploie généralement 5 grammes de la substance médicamenteuse par demi-litre d'eau; — la *solution,* à faire fondre en médicament, dans de l'eau le plus ordinairement.

Règle générale : faire les tisanes légères et par petites quantités à la fois, parce qu'elles conservent alors tout leur arôme et prennent un goût moins désagréable. — Ne donner à boire très-chaud, que quand il s'agit de réchauffer le malade, de le faire transpirer, etc.

Les *lavements* doivent être administrés autant que possible sous les couvertures, pour ne pas refroidir le malade, celui-ci relevant les cuisses, la canule bien graissée et conduite avec l'index afin de pénétrer obliquement de bas en haut. Pour ne pas introduire d'air, ce qui occasionnerait des coliques assez fortes, on aura préalablement fait marcher un peu l'instrument, afin d'en extraire un premier jet de liquide.

Les lavements se donnent généralement tièdes, à des doses qui varient selon l'âge (un demi-verre chez un très-jeune enfant, trois et quatre verres chez l'adulte), et se composent de liquides fort divers (eau, huile, vin, décoctions, etc.), suivant les indications.

Les seringues en plomb ont l'inconvénient de nécessiter beaucoup de force pour faire glisser le piston dont l'étoupage laisse souvent à désirer; de plus leur embout, également en métal, blesse trop fréquemment l'anus. Il est bien préférable de se servir de l'irrigateur Eguisier, dont le tuyau souple et fort long permet de faire l'injection intestinale sans refroidir le malade en le découvrant.

A défaut de feu, et dans un cas très-pressé, on obtiendrait de l'eau assez promptement chaude en plongeant un cylindre métallique (le corps de l'irrigateur ou d'une seringue) dans un tas de fumier frais.

Les secours d'urgence nécessitent presque toujours des *frictions*, frottements prolongés et combinés avec une certaine pression à l'aide de la main nue ou armée d'herbes sèches, d'une flanelle, d'une brosse, d'un gant de crin ou en poil de chameau, de linges secs ou imprégnés de vapeurs aromatiques, résineuses, etc., soit encore d'étoffes imbibées de liquides fort divers (alcools, teintures, baumes, huiles, graisses, etc.) Le meilleur moyen, quand on veut agir énergiquement sur une région peu étendue, est de faire tomber à sa surface quelques gouttes du liquide et de l'étendre progressivement avec les doigts ou la paume de la main. Pour assurer l'effet de la friction, on recouvre ensuite la partie avec une flanelle ou de la ouate.

Quand la friction se combine avec le pétrissage des tissus et des tractions sur les articulations, l'opération constitue le *massage :* elle doit être précédée d'une application grasse sur les tissus, afin de favoriser le travail des mains. Cette pratique exige beaucoup de souplesse et de douceur dans les attouchements, beaucoup de force et de patience.

Il est des cas où la friction s'opère avec des morceaux de glace, des linges trempés dans les liquides très-froids, etc.

Les *pommades*, mélange intime d'un corps gras avec des substances médicamenteuses, se font en triturant complètement et par quantités progressivement augmentées le premier avec les secondes. Dans des cas pressés, un manche de cuillère, un étui, un petit bâton, remplaceraient suffisamment le classique pilon ; et un corps creux et uni, tel un coquetier, feraient office de mortier. A défaut de graisse, on utilise le beurre, le suif, l'huile : dans ce dernier cas, la préparation prend le nom de *liniment*.

Tous ces corps gras s'appliquent en couches minces sur de la charpie, une compresse, ou bien à la main, soit nue, soit revêtue d'un gant, d'un morceau de laine, etc. La substance, suffisamment étendue par des frottements multipliés et très-doux, est ensuite recouverte d'une ouate, d'une flanelle ou d'un papier buvard, d'une feuille de taffetas ciré, d'un linge plié en quelques doubles, le tout maintenu par quelques tours de bandes, une cravate, un mouchoir, etc.

Dans certains cas où l'on n'aurait sous la main aucun corps gras, on se sert d'eau-de-vie dans laquelle on fait fondre, s'il est possible, la substance médicamenteuse; ainsi pour le camphre, le savon, qui donnent rapidement d'excellents révulsifs et toniques; ainsi pour l'eau sédative (mélange d'eau-de-vie camphrée 100 parties, alcali 10, sel marin 60, et eau 1000).

A défaut de cérat (pommade ayant pour base la cire et l'huile), on battra, avec quelques petites branches réunies, parties égales d'eau et d'huile, ce qui donne en quelques minutes un mélange d'un blanc jaunâtre, suffisamment onctueux. M. Decroix ajoute qu'on peut incorporer à ce mélange les substances médicamenteuses ordinaires (laudanum, eau blanche, etc.), et même remplacer l'eau par du bon vin, si l'on veut tonifier une plaie blafarde, un ulcère.

On pourrait également faire fondre au bain-marie, dans une partie d'huile douce, quatre parties de cire blanche (de la bougie, par exemple) ou jaune : laisser refroidir en remuant. Si on n'a pas de foyer allumé, il suffit de relever les bords d'une carte, de placer au centre le mélange d'huile et de cire, et de l'exposer quelques instants au-dessus de la flamme d'une chandelle.

Laver une partie du corps à l'aide d'un liquide, c'est pratiquer une *lotion*. Si la surface des tissus a conservé sa texture normale, on promène doucement un linge fin ou une éponge imbibés du liquide approprié; si, au contraire, cette surface est modifiée, enflammée, irritée, excoriée, saignante, ulcérée, suppurante, le frottement et le contact du linge seraient trop douloureux : on se borne à exprimer d'un peu haut le corps imbibé, afin qu'un filet de liquide soit promené sur tous les points à nettoyer.

Quand la lotion a pour but de soulager par l'évaporation (eau sédative, alcool camphré, eau de Cologne, éther, etc.), on n'essuie pas le liquide d'arrosement. Ne constitue-t-elle qu'une nécessité de propreté, on la termine en essuyant la partie avec un linge très-fin, mais en épongeant très-mollement si l'on craint de provoquer des douleurs.

Pour lotionner un conduit, un canal, où des linges seraient difficilement introduits, on se sert d'une petite seringue en métal ou en verre, ou mieux encore d'un irrigateur Éguisier : on aura préalablement préservé les parties environnantes avec des serviettes, une toile cirée. Les liquides écoulés seront reçus dans une bassine, une cuvette, appliquées à l'orifice du conduit.

Les lotions de l'arrière-gorge, plus connues sous le nom de *gargarismes,* se font communément en cessant l'inspiration, renversant la tête en arrière, expirant lentement pour obtenir le bruit de glou-glou, puis rejetant le liquide dès que les muscles de la gorge et du cou commencent à se fatiguer. On peut éviter cet inconvénient et arriver à de meilleurs résultats en suivant les conseils de M. Guinier *(Union médicale)* : 1° relever légèrement la tête, et non pas se cambrer péniblement en arrière, ce qui favoriserait le besoin d'avaler; 2° ouvrir *modérément* la bouche; 3° avancer le menton, par conséquent la mâchoire inférieure, afin d'ouvrir plus largement l'arrière-bouche; 4° émettre le son de la double voyelle A E, ce qui fait alternativement avancer la langue et agrandit la cavité gutturale.

Les enfants ne savent pas se gargariser; les malades atteints subitement de lésions graves dans la gorge ne le peuvent pas. On y supplée en écartant les mâchoires sur les côtés à l'aide d'un rouleau de bois de la grosseur du pouce, et portant sur l'arrière-gorge les liquides médicamenteux au moyen d'un pinceau de blaireau, d'une barbe de plume, ou d'une tige solide dont l'ex-

7

trémité est armée d'un plumasseau de charpie ou d'une petite bande de toile bien serrés avec un fil.

Les lotions des yeux ou *collyres* se font avec une petite seringue en verre, ou avec une barbe de plume, ou, mieux, avec une œillère, vulgairement appelée gondole, petit vase oblong en porcelaine ou faïence, dont la cavité remplie de liquide s'adapte sur les rebords de la chambre osseuse de l'œil. On la remplacerait au besoin par un coquetier.

Les *fomentations* comportent des applications de linges plongés dans des liquides médicamenteux. Si on est à court de linges, on utilise les flanelles, voire des tranches d'éponge (1). Les liquides sont des infusions, des décoctions, de l'eau simple ou additionnée de substances actives (sous-acétate de plomb liquide, sel commun, etc.); ils s'appliquent froids ou chauds : dans ce dernier cas, la température est maintenue en recouvrant la fomentation d'autres linges épais ou d'une toile cirée.

Quand il s'agit de mettre une fomentation très-froide sur une région très-restreinte, on limite plus facilement l'action, soit en imbibant des éponges entières ou fractionnées, soit en renfermant dans des vessies de porc, des sachets de toile gommée, les matières liquides (eau très-froide) ou solides (morceaux de glace pilée, de neige, glaçons, etc.) On renouvelle ces substances au fur et à mesure que leur température cesse d'être aussi basse qu'il le fallait. A ce propos, on est bien aise, loin des villes ou des approvisionnements, de conserver le plus longtemps possible la glace, dont on a un absolu besoin dans des cas très-graves. Le docteur Schwarz recommande de la placer dans un pot couvert d'une assiette, déposé sur un lit de plume et entouré d'un coussin également rempli de plume. On sait que ces matières conduisent mal la chaleur et retardent ainsi la fusion de la glace (2).

(1) Je me suis toujours bien trouvé de ce mode de pansement, très-économique et surtout d'une égalité permanente d'action fort remarquable. Voir à ce sujet mes *Notes chirurgicales et médico-légales sur les Blessés*, du 1er mars 1871. Alger, in-8° de 24 pages.

(2) « Il est facile de la conserver vingt-quatre heures en l'enveloppant de flanelle et en la plongeant ensuite dans des boîtes pleines de son.

C'est pour éviter les inconvénients et les pertes de temps dues au déplacement fréquent des matières auxiliaires qui, du reste, font parfois défaut, que l'on préfère recourir à un arrosage permanent que l'on appelle *irrigation*. Mêmes précautions préliminaires pour défendre contre toute humidité le corps et les parties environnantes de la région irriguée ; seulement, le côté flottant de la toile cirée protectrice sera disposé en godet ou gouttière, de façon à conduire le liquide d'arrosement dans un récipient près du lit.

Le système d'arrosage est le plus ordinairement composé d'un seau suspendu au-dessus de la région malade : cet objet a été préalablement percé, en son fond, d'un trou assez fin pour laisser le liquide couler goutte à goutte ou en très-mince filet. On remplacerait facilement le seau par un arrosoir de ménage ou de jardin, dans le conduit desquels un morceau de plume ou de bois, une ficelle, un bouchon inégal, une paille modéreront la vitesse de l'écoulement.

La région arrosée doit être couverte de compresses de toile usée ou d'étoupes, afin de maintenir en permanence une couche humide.

On peut également utiliser pour les irrigations un tuyau en caoutchouc, dont une extrémité, plongeant dans un réservoir d'eau, est amorcée par une aspiration faite avec les lèvres à l'autre bout, placé au-dessus de la région blessée. A défaut de conduit en caoutchouc, on se servirait d'une bande de toile dont le bout supérieur plonge dans le réservoir d'eau, et dont le bout inférieur est fixé à une compresse placée sur la partie malade.

Quand la fomentation s'applique au corps entier (sauf la tête) ou bien à une partie très-étendue du tronc ou des membres, elle prend le nom de *bain*, soit général, soit partiel, appelé, suivant

Quand on a absolument besoin de glace, on peut la fabriquer assez facilement avec du nitrate d'ammoniaque. Dans un vase quelconque, un pot à fleurs par exemple, dont l'orifice inférieur est bouché, on met parties égales d'eau et de nitrate d'ammoniaque et on plonge dans le mélange un second vase contenant l'eau à congeler. Au bout d'une demi-heure de séjour à la cave, le liquide est solidifié.... Par évaporation de la dissolution de nitrate d'ammoniaque, on retrouve ce dernier sel, qui peut ainsi servir indéfiniment. » (Dr G. Le Bon, *Hygiène pratique du Soldat*, 1870, p. 42).

la région immergée, bain de siège, de pieds ou pédiluve, de bras, de mains (manuluve).

Les bains entiers se distinguent en chauds (30 à 35° c.), tièdes (24 à 30° c.), frais (18 à 24° c.), froids (de 12 à 18° c.); — en bains simples (eau) ou composés (additionnés de sel, savon, marc de raisin, moutarde, etc.); — par conséquent d'une durée très-variable.

A défaut de baignoires, on utilise un grand tonneau, un cuvier. — Les bains de pieds, de siège, de mains se prennent dans un baquet, un seau, une cuvette. Ne pas oublier que le pédiluve, pris le corps restant debout, expose aux syncopes (faiblesses).

Règle générale : En sortant de l'eau, toute région mouillée, surtout le cou, les épaules, la poitrine, doit être essuyée, bien séchée et enveloppée dans une couverture ou linge en laine.

Dans certains cas donnés, on plonge les malades dans des tas de marc de raisin, du fumier, etc. En ces circonstances, les épaules seront couvertes d'un linge épais et assez étendu pour que le patient ne respire pas les exhalaisons de ces matières.

On cherche parfois à envelopper le corps ou une région d'une atmosphère de vapeurs pour favoriser une brusque transpiration générale ou partielle. Il suffit d'exposer au feu plusieurs briques, de les humecter légèrement avec de l'eau quand elles sont bien chaudes, puis de les déposer enveloppées de vieux linges le long du corps et des membres. Le malade ne tarde pas à suer abondamment.

On utilise tout aussi avantageusement un morceau de pierre à chaux deux fois grosse comme le poing, recouverte tout d'abord d'une toile légèrement mouillée, puis d'une autre toile très-sèche et repliée sur elle-même; ces paquets, ainsi ficelés, sont multipliés autour du tronc ou bien d'un membre. — On pourrait également placer contre le corps des pots à moitié remplis de chaux vive que l'on humecterait ensuite très-légèrement.

Pour que le bain de vapeur fasse promptement son effet, il convient de dépouiller le malade de sa chemise et de soulever les couvertures à l'aide de cercles ou cerceaux placés au-dessus du ventre et des jambes.

A défaut de briques et de chaux, on dispose entre les jambes du blessé et sous la voûte formée par les cerceaux une petite lampe à alcool; ou l'on conduit sous les couvertures un tuyau de gomme élastique, soit de toile cirée, aboutissant à un entonnoir renversé sur une bouilloire ou petite marmite pleine d'eau et exposée sur un foyer ardent.

Ces bains de vapeur généraux se prennent parfois le malade assis sur une chaise, dépouillé de ses vêtements et entouré d'une couverture fermée hermétiquement, serrée autour du cou et fixée à son bord inférieur par un large cerceau : sous cette sorte de cloche, est ensuite placée la lampe à alcool ou le bout du tuyau conduisant à la bouilloire précitée. Le liquide mis en ébullition est, selon les indications, chargé de principes médicamenteux, aromatiques, résineux, etc.

La *fumigation* est dite *sèche* quand, au lieu de liquide, on ne met le corps en contact qu'avec des produits gazeux doués de qualités particulières (vapeurs de soufre, résines, baies de genièvre, bourgeons de sapin, romarin, etc.) On projette ces matières sur des charbons ardents, et les vapeurs sont appliquées tout comme dans les cas ci-dessus où il s'agissait de productions humides. — Parfois aussi on promène ces vapeurs sèches sous les couvertures à l'aide d'une bassinoire.

On désigne encore sous le nom de *fumigations* un moyen de désinfecter et purifier l'air autour d'un malade ou d'un blessé. Il règne à ce sujet des erreurs qu'il importe de détruire. Grand nombre de personnes pensent que les vapeurs produites par le contact d'une pelle rougie avec du sucre, du camphre, du benjoin, du vinaigre, de l'eau de Cologne, etc., enlèvent à l'air des miasmes délétères ou infects : loin de là, elles ne détruisent pas ces derniers et ne font que masquer les odeurs. Les matières qui décomposent les miasmes putrides sont le chlorure de chaux, l'acide phénique, l'acide nitrique, l'acide chlorhydrique (esprit de sel), en solutions plus ou moins étendues, disposées dans des assiettes sous le lit, ou dont on arrose les vases, les habits, les planches, les lambris, etc. On a reconnu que du café *légèrement* grillé, puis concassé et projeté sur une pelle à feu rougie ou sur des charbons ardents, désinfecte en quelques instants une chambre où règnent des odeurs putrides, des émanations ammoniacales, du gaz hydrogène sulfuré, même les effluves fatigants du musc, de l'assa-fœtida, du castoréum, etc. Comme on a souvent du café sous la main, c'est une application utile qu'il est bon de connaître.

L'eau blanche, solution de sous-acétate de plomb, désinfecte encore les bandages, les linges imprégnés d'odeurs repoussantes. Employée en lotions, elle fait rapidement disparaître les émanations fétides de certaines régions du corps chez les individus habituellement peu soigneux de leur propreté (aisselles, pieds, etc.)

Terminons par quelques notions très-succinctes sur la préparation des remèdes au point de vue des *quantités* et des *poids*.

Au point de vue des quantités approximatives désignées par la contenance des objets les plus usuels, on désigne :

La cuillerée à café, comme contenant .   5 gr. d'eau commune.
    —   à soupe (équiv. à 4 pet. cuil.) 20   —
Le grand verre ordin. (équiv. à 8 gr. cuil.) 160   —
Une tasse ordinaire 200   —
Un bol (ou 2 tasses) 400   —
Une poignée de feuilles . . . . . 40 gr.
    —   de fleurs 25
Une pincée   —   . . . . . . 5.

L'âge des malades est à considérer : bien qu'il soit difficile de donner pour chaque âge des déterminations fixes de quantités médicamenteuses, parce que la constitution, la force du mal, l'état général, l'urgence doivent entrer en ligne de compte, on admet généralement que, si on donne à un homme fait une dose représentée par 1,

on n'en administre à un jeune homme de 14 à 20 ans, que 1/2
    —   à un enfant de 7 à 10 ans, que . . . 1/3
    —   —   de 4 à 5 ans, que . . . 1/4
    —   —   de 2 à 3 ans, que . . . 1/8
    —   —   de 1 an et au-dessous, que 1/15.

Pour ce qui concerne les poids, il peut arriver que la boîte à balance en manque plus ou moins complètement; il faut savoir que les monnaies en tiennent approximativement lieu. Ainsi :

Une pièce de » fr. 05 cent. représente   5 gr.
      —   de »   10   —   10 gr.
      —   de »   50   —   2 gr. 1/2
      —   de 1   »   —   5 gr.
      —   de 2   »   —   10 gr.
      —   de 5   » (argent) —   25 gr.
      —   de 5   »   (or)   —   1 gr. 1/2
      —   de 10   »   (or)   —   3 gr. 1/4
      —   de 20   »   (or)   —   6 gr. 1/2.

Pour peser de très-petites quantités avec les plus légères de ces pièces de monnaies, on fragmente une pesée en un certain nombre de parts égales entr'elles.

CHAPITRE V

Accidents, blessures, maladies subites qui nécessitent des secours d'urgence.

Est-il nécessaire de classer suivant un plan méthodique les accidents qui exigent un premier soin avant l'arrivée de l'homme de l'art? On pourrait répondre que le présent travail étant destiné à guider des personnes étrangères aux théories médicales, il serait préférable d'adopter tout simplement le classement qui est le plus à leur portée, c'est-à-dire l'ordre alphabétique. Je n'ai cependant pas admis cette manière de voir. C'est précisément parce que ce manuel populaire a été inspiré par le désir de le mettre entre les mains d'hommes de toutes classes, dévoués au salut et au soulagement instantané de leurs semblables, qu'il est nécessaire de leur faciliter une tâche ingrate et pénible en leur apprenant les signes les plus frappants, les plus communs, permettant de reconnaître rapidement la nature des accidents qui nécessitent leur assistance en attendant la présence du praticien. Et, à ce point de vue, le meilleur moyen n'est-il pas de grouper, de rapprocher des lésions dont les symptômes offrent des analogies, surtout parce que certaines ressources de secours leur sont souvent communes, ce qui aura l'avantage, du reste, d'éviter des répétitions inutiles? Voilà pourquoi nous avons adopté la description sommaire par catégories : fièvres, plaies, contusions, fractures, névralgies, empoisonnements, asphyxies, etc.

Il ne saurait toutefois entrer dans le cadre d'un guide populaire de passer en revue tous les accidents, tous les débuts graves de maladies qui peuvent nécessiter une assistance d'urgence : pareil travail équivaudrait à un véritable traité de médecine et de chirurgie, et, je l'ai déjà dit, ce serait créer un danger. En effet, on n'empiète jamais impunément sur un terrain aussi délicat que celui de la compétence médicale. Je me suis donc borné à indiquer la plupart des accidents, les plus fréquentes des maladies dont le développement subit, grave et douloureux exige un soulagement instantané.

Et tout d'abord, c'est ici le lieu d'appeler l'attention sur cet état incommode et pénible du corps, intermédiaire entre la santé et la maladie, ne constituant, — à proprement dire, — que l'impression souvent douloureuse d'une indisposition, d'un malaise, d'un trouble dans les fonctions des principaux organes. C'est dans ces états mal définis, mais subitement développés, qu'on appelle vulgairement *dérangements* de la santé, que l'ouvrier de la ville ou des champs écoute trop volontiers les commères, les voisins, qui s'empressent « d'ordonner » à celui-ci « de rafraîchir un sang échauffé, » à celui-là « de détruire une bile recuite ou passée dans le sang ; » à l'un « de lui faire rendre des paquets de glaires de l'estomac, » à l'autre « de dissiper un lait épanché ; » à ceux-ci « de fortifier leurs nerfs, » à ceux-là « de faire passer leur malaise en jetant des pierres dans un puits, les maux de dents en mettant un os de mort sur la joue, » à d'autres, enfin, « de repousser la vaccine parce qu'elle est nuisible et qu'elle transmet des vices d'humeur, » etc., etc., et mille autres conseils drôlatiques, mais d'autant plus dangereux que c'est l'ignorance, le préjugé, la sottise qui les dictent. Que le peuple se méfie de ces oracles, qu'il se méfie à un égal degré de cette funeste habitude de prendre le matin, en sortant de chez lui, ces liqueurs à bon marché qui doivent « tuer le ver, » ou « chasser le brouillard, » ou « remettre l'estomac. » Qu'il se méfie des imbécilles qui conseillent de « faire la noce pour couper la fièvre, » ou « de ne pas se baigner pendant la canicule, » alors que l'excès de chaleur animale, démontré par les sueurs, la soif, les démangeaisons généralisées, l'insomnie, etc., indiquent au contraire cet excellent moyen de rafraîchir la

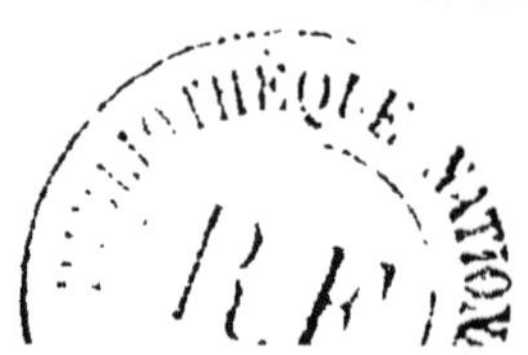

peau, etc. Qu'il se méfie, enfin, de ces commères idiotes qui recommandent expressément « de ne jamais changer de linge à un malade, de ne pas le débarrasser des matières infectes dans lesquelles il est baigné, de ne pas se laisser saigner, parce que c'est une mauvaise habitude qu'il faudra réitérer chaque année à la même époque, de ne jamais exécuter *tout* ce que prescrit le médecin, qui ordonne toujours plus qu'il ne faut afin d'être sûr qu'on en fera au moins la moitié, » etc., etc.

Loin de là, dès qu'une indisposition se déclare avec soudaineté et douleur, il faut se coucher, se mettre au repos le plus absolu, garder la diète alimentaire, boire une tisane délayante (orge, eau gommée, limonade au citron, etc.), prendre un lavement d'eau tiède ou salée (une cuillerée à bouche de sel par 350 gr. d'eau), s'il y a constipation, craindre l'humidité, surtout aux pieds, etc.; le mal augmente-t-il, se dessine-t-il? recourir sans hésitation à l'homme de l'art, et, en attendant son arrivée, si le secours presse, suivre les indications sommaires précisées dans les chapitres que nous allons résumer le plus clairement possible.

Fièvres. — On entend généralement par fièvre un état maladif qui a le plus souvent pour phénomène capital l'accélération du pouls, une augmentation de chaleur animale et des mouvements respiratoires. Il y a des cas exceptionnels où la fièvre a pour caractères dominants un froid glacial et continu, par exemple, la fièvre dite algide ou fièvre intermittente pernicieuse.

Le pouls, mouvement de dilatation des artères sous l'influence des ondées de sang lancées par les contractions du cœur, se constate sur plusieurs points de la surface du corps, aux tempes, sur les côtés du cou, au milieu de l'aine, au pli du bras, mais le plus communément à un ou deux travers de doigt au-dessous de l'articulation du pouce avec le poignet. Le pouls normal bat par minute 140 à 180 fois chez le nouveau-né, 115 à 130 fois dans la première année, 110 à 115 dans la seconde, 90 à 100 dans la troisième, 85 à 90 dans la septième, 80 à 85 à 14 ans, 70 à 75 chez l'adulte. Il ne faut pas oublier que les émotions suffisent à l'accélérer momentanément. Quant aux qualités du pouls en cas de maladie, c'est-à-dire pouls dur, fort, mou, inégal, plus ou moins développé, c'est une affaire de tact médical; nous ne pouvons y insister ici.

La chaleur animale est de 37 à 38 degrés centigrades, un peu plus faible chez le nouveau-né et pendant le sommeil.

La respiration, composée de deux temps, — l'inspiration et l'expiration, — comporte par minute 35 inspirations dans la première année de la vie, 25 dans la deuxième, 20 à 14 ans, 18 à l'âge adulte. Au point de vue de la maladie, le mouvement respiratoire est gêné, rude, insonore, inégal, précipité, etc.; encore une fois, c'est affaire de médecin.

Ces notions fort élémentaires étaient nécessaires pour permettre d'apprécier superficiellement l'existence de la fièvre. Ajoutons-y sensation générale de malaise, frissons légers, tête lourde et douloureuse, fatigue générale, douleurs vagues dans les articulations, soif, perte d'appétit, urines très-foncées, agitation du sommeil, etc. Enfin, la fièvre est dite *continue* quand elle ne présente pas d'interruptions pendant un à plusieurs jours; *intermittente*, lorsqu'elle ne se montre qu'à des intervalles plus ou moins réguliers, etc.

Passons maintenant en revue les diverses espèces de fièvres, et à l'aide de leurs traits différentiels, il sera facile de saisir la nature des secours instantanés suivant tel ou tel cas.

Fièvre simple, Courbature.— *Symptômes :* Fatigue générale, surtout dans les reins; sensibilité au froid; soif vive; douleurs de tête (somnolence et même délire chez les enfants); fièvre; moiteur, sueurs; généralement constipation, parfois vomissements et le plus souvent envies de vomir.

Secours d'urgence.— Limonade; eau avec sirop de groseilles; diète alimentaire; repos au lit; tisane de feuilles d'orangers; compresses d'eau fraîche ou vinaigrée, eau sédative sur le front; lavement d'eau salée (une grande cuillerée de sel commun par 300 gr. d'eau.)

Fièvre intermittente. — *Symptômes :* Accès revenant aux mêmes heures, caractérisés par trois périodes successives, le frisson (pâleur générale et tremblements), la chaleur (face colorée, soif vive, fièvre intense) et la sueur (très-abondante, diminue progressivement); plus, les autres phénomènes généraux de la fièvre (ci-dessus).

Secours d'urgence. — Pendant le froid, réchauffer le malade, cruches d'eau bouillante le long du corps, couvertures en nombre suffisant, tisanes très-chaudes (thé, bourrache, fleurs de sureau, violettes, sauge, verveine, etc.); — pendant le temps de la chaleur, tisanes acidulées; diminuer le nombre des couvertures et enlever les cruchons d'eau bouillante; modérer par des compresses fraîches sur le front et des sinapismes aux mollets l'afflux sanguin au cerveau; — pendant le stade de sueurs, tisanes tièdes; couvrir un peu plus le malade; changer les vêtements humides contre des linges secs et bien chauds.

Si le malade est pris subitement ou au milieu d'une fièvre intermittente d'un froid extrêmement intense avec délire, assoupissement, défaillances réitérées, anxiété, convulsions chez les enfants, il faut redouter une *fièvre pernicieuse,* et ne pas hésiter à administrer le sulfate de quinine à haute dose, soit par la bouche (1 gramme dans quelques doigts de café noir sucré ou dans une cuillerée de miel, de confiture, ou dans un pain à cacheter), soit dans un quart de lavement d'amidon dans lequel on délaie 1, 2 et 3 grammes de sel de quinine. Chez les enfants, ces doses seront réduites de moitié. Bien entendu, on ne négligera pas en même temps les applications froides sur le crâne et les sinapismes aux jambes et sur les bras. — Cette forme de fièvre est assez grave pour emporter le malade au troisième ou quatrième accès.

CHOLÉRA MORBUS. — Courbature, petite diarrhée, nausées ou vomissements, puis froid et lividité de tout le corps, surtout de la face, des mains, des pieds, du nez, de la langue; soif bien vive; puis diarrhée et vomissements incessants de matières floconneuses et blanchâtres; crampes douloureuses dans les membres et dans le ventre, dont la peau est rétractée; pouls très-petit; oppression; voix cassée; urines rares; sueurs visqueuses; yeux enfoncés et entourés d'un cercle bleuâtre.

Secours d'urgence. — Dès le début, arrêter la diarrhée avec des demi-lavements tièdes d'amidon, tisanes de riz, thé léger, diète absolue; — contre les vomissements, eau gazeuse ou glacée; quand ils ont cessé, punch, vin chaud; — entourer le corps de cruchons d'eau bouillante, de sachets de sable ou de briques chauffés; frictions sèches ou avec un liniment (parties égales d'huile et d'alcali), alternées avec des sinapismes sur les membres, la poitrine, les pieds et les mains; bandes serrées autour des régions assiégées par les crampes, etc. — La dernière Instruction (1873) du Conseil d'hygiène de Paris recommande de veiller en même temps aux soins hygiéniques (propreté, vêtements chauds, etc.), de placer les lits au milieu des chambres et non dans les encoignures; de désinfecter le produit des déjections alvines et des vomissements par l'addition d'acide phénique (2 à 10 gram. par litre d'eau), de chlorure de chaux, d'eau de Javelle, etc.; de laver dans les solutions des mêmes substances les effets qui auront servi aux malades, etc.

CHOLÉRA SPORADIQUE. — A la fin des étés, notamment à l'époque des fruits, il existe des cas de choléra isolés qui présentent les symptômes affaiblis du choléra morbus épidémique; seulement les selles et les vomissements sont plutôt bilieux, et les douleurs affectent principalement le creux de l'estomac.

Secours d'urgence. — Les mêmes que ci-dessus.

FIÈVRE TYPHOÏDE. — Grand abattement, inaptitude au travail, à la lecture; diarrhée avec selles infectes et parfois involontaires; gargouillement et douleurs sourdes dans le flanc droit; agitation; douleurs très-vives à la base du front, saignement de nez; figure hébétée; dureté de l'ouïe; langue sèche et tremblotante.

Secours d'urgence. — Chambre aérée, à température douce; lotions fraîches sur le front et la face; tête nue, élevée, sur un coussin de crin ou de matières végétales sèches; garnir le lit, sous le bassin, avec des draps de rechange ou une épaisse couche de son ou bien de sciure de bois; nettoyer souvent les gencives et les dents avec un pinceau trempé dans l'eau vinaigrée; pour tisanes, limonade, sirop de groseilles dans de l'eau fraîche; demi-lavements tièdes d'eau simple, de décoction de mauve, etc.

Dans la FIÈVRE RHUMATISMALE que caractérisent la fièvre ordinaire, des douleurs vives, surtout au moindre mouvement, dans une ou plusieurs articulations très-rouges et gonflées, le *secours d'urgence* consiste à recouvrir ces articulations de cataplasmes émollients (graines de lin) que l'on entourera de ouate et de flanelle; puis à donner des boissons sudorifiques (fleurs de sureau, bourrache, violettes, etc.), à tenir le ventre libre à l'aide de lavements d'eau tiède ou aiguisée d'une cuillerée à soupe de sel commun : s'il y avait du délire, sinapismes aux jambes. — Dans les campagnes, on entoure parfois les jointures douloureuses avec des feuilles de tabac préalablement humectées, dans le but d'irriter la peau pour déplacer la congestion sanguine des articulations; c'est une funeste pratique qui a souvent déterminé des accidents graves, jusqu'à l'empoisonnement.

La Goutte surprend, la nuit principalement, par une douleur extrêmement vive, brûlante, dans le gros orteil ou les petites articulations autour desquelles on constate de la chaleur, de la rougeur, du gonflement et de la sueur locale; en plus symptômes ordinaires de la fièvre.

Secours d'urgence. — Même traitement intérieur que pour le rhumatisme; arroser les cataplasmes de six à huit gouttes de laudanum de Sydenham; ou bien faire bouillir la farine de lin avec de la décoction de têtes de pavot (20 gram. pour un litre d'eau).

M. Delioux de Savignac se loue beaucoup d'entourer les jointures endolories avec une compresse imbibée d'une solution de 4 grammes d'alcali volatil dans 100 grammes d'eau, et de placer par-dessus une feuille de taffetas gommé.

La Grippe, maladie parfois épidémique : courbature, faiblesse générale, syncopes, enchifrènement, larmoiement, mal de gorge, voix rauque, quintes de toux douloureuse, sèche d'abord, humide ensuite, difficulté de respirer, nausées, vomissements, fièvre, mal de tête, surtout dans la région frontale.

Secours d'urgence. — Infusions très-chaudes de mauve, feuilles d'oranger, bourrache, violettes; fumigations des mêmes liquides sous le nez; sinapismes aux jambes et sur les côtés de la poitrine; bains de pieds à la moutarde ou à la cendre (une poignée et un demi-verre de bon vinaigre); lavements émollients (mauve, son).

Les Fièvres éruptives, c'est-à-dire celles qui se caractérisent par une sortie de boutons, rougeurs, pustules, etc., à la peau, présentent toutes des phénomènes généraux communs, savoir : frissons suivis de fièvre chaude; mal de tête assez violent pour aller chez les jeunes enfants jusqu'aux convulsions et au délire; accablement général; nausées, vomissements, constipation en général; soif ardente. Sauf dans l'urticaire, il y a toujours extension de l'éruption aux muqueuses oculaire (larmoiement), nasale (éternuement), pharyngienne (crachotements), laryngienne (voix rauque), bronchique (toux). — Les différences entre les fièvres éruptives sont celles-ci : dans la petite vérole, taches régulières, saillantes ou séparées (petite vérole discrète), ou se touchant et se confondant (petite vérole confluente), rouges avec démangeaisons et se transformant au quatrième jour en pustules ombiliquées (déprimées au centre);

Dans la rougeole, les taches rouges sont irrégulières, saillantes, distinctes d'abord pour se réunir ensuite par groupes plus ou moins étendus; au quatrième jour, desquamation (séparation par feuilles) de la peau;

Dans la scarlatine, taches d'un rouge vif, non saillantes, envahissant la peau par grandes plaques; de plus gonflement et rougeur vive des amygdales qui se recouvrent de dépôts pultacés (en bouillie), avec engorgement des glandes sous les mâchoires. Au quatrième ou cinquième jour, desquamation par plaques d'épiderme.

Dans l'urticaire, papules (élevures) larges, irrégulières, aplaties, blanches, entourées d'un cercle rosé, avec cuisson vive : durée de quelques heures à quelques jours.

Dans ces quatre fièvres éruptives, les *secours d'urgence* sont les mêmes : repos au lit, diète, chaleur modérée de la chambre, obscurité d'un demi-jour, tisanes tièdes (violettes, bourrache, mauve, bouillon-blanc, etc.) ou chaudes si l'éruption tardait; lotions des yeux, des narines, de la face, avec de l'huile, et de la bouche avec de l'eau de mauve; cataplasmes émollients ou plaques de ouate, de flanelle, aux mains et aux pieds; demi-lavements émollients contre la constipation. — En cas de céphalalgie vive, de délire, sinapismes aux mollets. — Si l'éruption disparaissait brusquement, bains de vapeurs, sinapismes très-étendus.

Il m'a paru convenable de rapprocher des fièvres éruptives une maladie qui a, comme elles, une inflammation de la peau accompagnée d'une fièvre générale intense et souvent grave, c'est l'ÉRYSIPÈLE. Bien que plus localisée, dans un espace même très-circonscrit, mais susceptible de s'étendre progressivement, la rougeur est irrégulièrement délimitée et ordinairement parsemée de petites pustules, de petites vésicules dont la chute est suivie d'une desquamation furfuracée de l'épiderme. Cette maladie fréquente chez les moissonneurs, les ivrognes qui se couchent au soleil, dans les fossés ou sur les chemins, les militaires en marche et les voyageurs pendant les fortes chaleurs de l'été, produit chez ceux-ci une rougeur fort vive qu'on appelle « coup de soleil. »

Secours d'urgence. — Lotions fraîches sur la région enflammée, suivies d'onctions avec le cérat, l'huile, la crème ou de cataplasmes tièdes de riz; traitement ordinaire de la fièvre. S'il y a des symptômes de congestion à la tête, de fièvre cérébrale, sinapismes aux jambes et aux bras, aspersions froides à la face, lotions fraîches sur le crâne; demi-lavements d'eau salée (une à deux cuillerées à soupe de sel commun par 3 à 400 grammes d'eau).

On désigne en Algérie sous le nom de GALE BÉDOUINE une éruption vésiculeuse, siégeant aux régions le plus habituellement couvertes de sueur, accompagnée de démangeaisons et de picotements extrêmement insupportables, et affectant de préférence les individus à peau fine.

Secours d'urgence. — Bains d'eau courante; lotions fréquentes avec des liquides acidulés; tisanes rafraîchissantes (chiendent nitré, limonade).

LES PALES-COULEURS, nom vulgaire de la chlorose, de la chloro-anémie, se reconnaissent, chez les jeunes filles principalement, à la teinte verdâtre ou jaunâtre et à la mollesse des chairs, à la pâleur des lèvres, des paupières, aux maux d'estomac, à la faiblesse du pouls, à la perte d'appétit et aux vomissements, aux palpitations, à la langueur générale, aux pertes de connaissance, à la gêne de respiration, aux idées tristes et bizarres, à la constipation, à la toux sèche, etc.

Secours contre les accidents : Contre les nausées et vomissements, eau glacée ou gazeuse; quelques gouttes d'éther sur un morceau de sucre; sinapismes au creux de l'estomac;

Contre les accès de toux sèche et les phénomènes nerveux, tisanes de valériane, de feuilles d'oranger; éther; grands bains tièdes; vin sucré;

Contre la constipation, lavements d'eau salée.

La PLÉTHORE, maladie tout opposée à la précédente et caractérisée par une surabondance de sang dans le système circulatoire, se reconnaît à la rougeur de la peau, de la face et des yeux, au développement des veines superficielles (surtout celles du cou), à une chaleur générale exagérée, douleurs vagues, pouls dur, somnolence, vertiges, lourdeur de tête, bouffées de chaleur à la figure, battements de cœur énergiques, saignements du nez, hémorrhoïdes, constipation habituelle, etc.

Secours d'urgence. — Limonade, boissons acidulées; diète herbacée; repos intellectuel; lotions froides et d'eau sédative sur la tête; demi-lavements d'eau salée; bains de pieds sinapisés (100 grammes de farine de moutarde); mains dans l'eau chaude simple ou aiguisée de vinaigre avec des cendres, etc.

La RAGE, quelquefois désignée par le mot « hydrophobie, » se manifeste un mois environ après la morsure d'animaux (chien, chat, etc.) enragés, par de l'abattement alternant avec de l'agitation, des maux de tête violents, une sensibilité générale et une susceptibilité morale très-développée, des souffrances ou picotements aigus dans la région mordue, soif brûlante, serrement énergique au gosier, horreur des liquides et des objets brillants, suffocation, convulsions, crachotement, délire furieux.

Secours d'urgence. — En cas de morsure par un animal enragé, laver de suite la plaie avec de l'eau simple, de l'urine, de l'alcool, puis la cautériser avec quelques gouttes d'alcali volatil pur, ou, à son défaut, avec un objet de fer, un charbon, rougis au feu; on recouvre ensuite de charpie enduite de cérat ou de beurre et on maintient avec un bandage. Donner des tisanes sudorifiques (bourrache, fleur de sureau), 6 à 10 gouttes d'ammoniaque dans un verre d'eau. Le docteur Eulenberg préfère plonger la partie blessée et pendant une heure dans de l'eau maintenue à 60 ou 75° cent. afin d'augmenter la sécrétion de la plaie. Il convient également de comprimer par une ligature circulaire le membre au-dessus de la région mordue.

Des préjugés fort singuliers existent au sujet de l'existence de la rage chez le chien qui a fait la morsure : on croit communément que l'animal enragé ne remue pas la queue, ne boit pas, évite l'approche de l'homme, a un cri spécial, sorte de demi-aboiement, demi-hurlement, etc.; ce sont là autant d'erreurs. Le chien véritablement enragé est doux et triste les premiers jours, mais il recherche les caresses et entre en fureur quand on les distribue à d'autres chiens; il s'agite d'une façon incessante et sans but apparent; perversion de son appétit; modification de l'aboiement; insensibilité aux corrections, etc.

La Folie, démence, aliénation mentale, idiotie, imbécillité, trouble plus ou moins complet de l'intelligence et de la sensibilité, tout en conservant les mouvements volontaires et la connaissance de son existence, présente une foule de degrés, depuis le délire, la manie, jusqu'à l'excitation la plus violente.

Secours d'urgence. — Si la folie tient à l'usage immodéré des spiritueux (folie ou ivresse passagère), faire boire, par cuillerées, un verre d'eau sucrée contenant 10 à 15 gouttes d'ammoniaque.

Dans tous les cas, prendre le malade par la douceur, chercher à le raisonner, mais ne jamais lui céder; lui en imposer au contraire par une attitude ferme. En cas de mouvements inquiétants pour la vie du malade ou celle des assistants, paralyser ses efforts en lui liant les jambes et les mains, en lui mettant une camisole de force. S'il est très-agité, le plonger dans un grand bain d'eau tiède prolongé, et maintenir sur le crâne de l'eau très-froide, de la glace.

On entend par Névroses, maladies nerveuses, attaques de nerfs, diverses affections à accès, à symptômes graves en apparence, et qui produisent des désordres instantanés dans l'intelligence, les sens, le mouvement, les principaux organes (cerveau, poumons, cœur, estomac). Toutes ont des caractères communs, ainsi : malaise, irritabilité, fourmillements dans les membres, le plus souvent, au début; puis agitation perpétuelle, difficulté de respirer, voix gênée, mouvements irréguliers et involontaires, face violacée, hébétée, extrémités froides, émission involontaire des urines et des selles. Il y a cependant des différences caractéristiques de chaque forme de ces affections : dans la chorée ou *danse de St-Guy,* les contractions musculaires donnent lieu à des mouvements fort désordonnés, à des grimaces, à une marche sautillante; — dans les convulsions ou *éclampsie,* si fréquentes chez les jeunes enfants, dès le début de l'attaque, le regard devient fixe, le globe de l'œil se porte en haut, souvent il y a loucherie, grincement des dents, tête rejetée en arrière, agitation saccadée des bras, bouche écumante, soupirs, etc.; — dans l'épilepsie (haut-mal, maladie sacrée, mal caduc, maladie lunatique), il y a d'abord absence courte d'intelligence et de sentiment, puis pâleur de la face, chute ou affaissement du corps, œil hagard, tremblement des membres et de la face, enfin cri suivi de perte de connaissance, de raideur du tronc, de congestion violacée de la face, de crachotements écumeux, etc.; — dans l'hystérie (vapeurs, attaques de nerfs, maux de nerfs, etc.), si commune chez les jeunes filles et les femmes, la face est tout d'abord rouge, il y a difficulté de respirer, yeux hagards, perte de parole et d'intelligence, cris, sanglots, bâillements, hoquet, rires, dégagement de gaz, palpitations, sensation d'une *boule,* d'un globe remontant du bas-ventre au cou et produisant de l'étouffement; — dans la catalepsie (perte instantanée des mouvements et de l'intelligence), les muscles se contractent vigoureusement et font conserver aux membres la même attitude pendant toute la durée de l'accès.

Secours d'urgence. — Ils sont les mêmes dans tous ces accès nerveux : coucher les malades la tête élevée, dans une chambre à air pur et doux; les débarrasser de toute constriction due aux vêtements (corset, jarretière, cravate, gilet, ceinture, élastiques, etc.), veiller à ce que dans les mouvements le patient ne se blesse pas; prévenir les chutes; mettre par précaution un tampon de linge ou d'amadou entre les mâchoires, pour que la langue ne soit pas mordue, dans l'épilepsie notamment; agiter, autour de la personne, de l'air pur ; faire respirer de l'eau sédative, des sels anglais, des eaux de toilette (eau de Cologne, vinaigre de Bully), de l'éther, du musc, etc.; lavements d'eau salée; lotions froides sur le crâne, la face, autour du cou; sinapismes aux jambes; frictions d'eau-de-vie camphrée sur tous les membres ; contre les vomissements, eau gazeuse ou glacée en boisson; contre la dentition difficile chez les enfants, frictionner les gencives avec du miel dans lequel on a broyé finement du safran, cataplasmes tièdes de farine de lin cuite dans la décoction de pavot, sous la mâchoire; si l'accès nerveux persiste, plonger le malade dans un grand bain tiède prolongé; essayer le procédé du docteur Bacelli, qui consiste à appliquer le pouce et l'index en forme d'arc sur les deux tempes, tandis qu'on place le pouce de la main droite dans la région correspondante au trou occipital (à la nuque), puis à presser fortement en sens inverse, le premier de haut en bas, le second de bas en haut, de manière à faire décrire à la tête un mouvement demi-circulaire; l'enfant pousse alors un cri aigu et la convulsion s'arrête.

Aux Névroses appartient encore l'ASTHME, dont la soudaineté d'apparition, la nuit surtout, la gêne respiratoire, les râles sifflants, le cortège de sueurs froides et d'efforts pour lutter contre l'asphyxie, effraient considérablement les malades autant que les assistants.

Secours d'urgence. — Asseoir le malade dans le lit, lui donner le plus d'air possible, desserrer tous liens du tronc et du cou, sinapismes dans le dos, sur les côtés de la poitrine, faire respirer des vapeurs d'ammoniaque ou la fumée de papier nitré (papier poreux trempé dans une solution de 125 gr. de nitre dans un litre d'eau, puis séché); donner quelques gouttes d'éther dans une grande cuillerée d'eau sucrée ; demi-lavement d'eau émolliente battue avec une cuillerée à soupe d'huile camphrée.

Enfin les PALPITATIONS NERVEUSES, plus connues sous le nom de « battements de cœur, » et qui surviennent surtout lors du coucher, produites par des impressions morales vives, accompagnées de faiblesses, d'agitation, de suffocation, etc., sont encore des névroses qui réclament comme *secours d'urgence*, des tisanes antispasmodiques (verveine, feuilles d'oranger, etc.), quelques gouttes d'éther dans un quart de verre d'eau, des frictions d'eau-de-vie camphrée ou des sinapismes, des mouches de Milan sur la région du cœur, un lavement à l'huile camphrée (une cuillerée à soupe), de l'air ventilé et frais, etc.

La Coqueluche est une névrose convulsive qui, chez les enfants, se manifeste brusquement par des quintes courtes et répétées de toux sifflante, des symptômes d'asphyxie (face violacée, agitation désespérée de la tête et des membres), et s'accompagne souvent de convulsions, de vomissements.

Secours d'urgence. — Tisanes antispasmodiques (oranger, thym, verveine); émétique (5 centigr. dans 4 à 5 cuillerées de tisane), ou bien sirop d'ipéca (une grosse cuillerée toutes les cinq minutes jusqu'à vomissement); pédiluves sinapisés; demi-lavement de sel ou contenant une cuillerée à soupe d'huile camphrée. Une pratique très-vulgarisée depuis plusieurs années fait conduire les enfants coquelachés dans les usines à gaz, pour qu'ils y respirent quelques instants les vapeurs produites dans les cuves des dépurateurs (dégagement d'huiles volatiles et d'ammoniaque). Il faut bien se garder d'user de ce moyen pendant la première période de la coqueluche, où la complication habituelle de la bronchite ne pourrait qu'être aggravée par l'action excitante, irritante des gaz.

Quand la douleur très-vive, intermittente, périodique, s'accroissant accidentellement, suit le trajet d'un nerf sans changement aucun à la peau, elle prend le nom de Névralgie. Son siège le plus ordinaire est au front, dans la tempe et dans les paupières (migraine, tic douloureux), ou dans les régions dentaires (odontalgie, douleur de dent), ou aux reins (lombago), à la cuisse (sciatique), à l'estomac (gastralgie), etc.

Secours d'urgence. — Sur les points douloureux, mouches de Milan, morceaux de sinapisme-Rigollot; applications d'éther, de chloroforme; frictions d'essence de térébenthine, d'huile camphrée; cataplasmes laudanisés (6 à 8 gouttes) ou préparés avec une décoction concentrée de têtes de pavot ; frictions sèches avec une flanelle ; grands bains tièdes ; bains de siège tièdes et contenant de la décoction de feuilles d'oranger, si la névralgie occupe le bassin et les cuisses ; bains entiers ou partiels de vapeurs aromatiques (thym, romarin) humides ou sèches ; recouvrir le point douloureux d'une flanelle sur laquelle on promène à diverses reprises un fer à repasser bien chaud, etc. ; — à l'intérieur, tisanes antispasmodiques et sudorifiques (feuilles d'oranger, mélisse, bourrache) ; une cuillerée à soupe d'eau de fleurs d'oranger dans 1/2 verre d'eau sucrée, etc.

Les Abcès, tumeurs rouges, très-chaudes, douloureuses, plus ou moins molles, ne demandent de *secours d'urgence* que dans deux cas : 1° fièvre très-intense (voir plus haut l'article *fièvre*) ; 2° souffrances aiguës, pulsations indiquant la maturité du contenu. Il faut alors maintenir la région, selon le siège du mal, en contact avec des lotions tièdes, émollientes (eau de mauve, guimauve), des cataplasmes (farine de riz, fécule de pommes de terre, mie de pain) aiguisés de laudanum en cas de douleurs suraiguës ; bains locaux également adoucissants et calmants (têtes de pavot) ; élever la partie souffrante, etc. Si l'abcès s'ouvre inopinément, en presser doucement tout le pourtour ; recouvrir d'un linge fin ou de charpie fine enduits de cérat ou de graisse fraîche, et déposer par dessus le tout un cataplasme tiède très-léger.

Le même secours peut être appliqué au Furoncle (vulgairement appelé « clou, ») tumeur très-dure, remplie de sérosité sanguinolente et d'un bourbillon, — à l'Anthrax, tumeur violacée donnant par plusieurs points issue à du pus sanguinolent, parfois mortifiée en certains endroits, — au Panaris, phlegmon du bout des doigts appelé également « tourniole, mal d'aventure ; » les phénomènes dominants de ces divers accidents sont une forte fièvre et des souffrances très-vives.

Les Plaies, solution de continuité dans les tissus par des causes mécaniques ou chimiques, se distinguent selon l'action de ces dernières en « écorchures, piqûres, coupures, incisions, morsures, plaies contuses, déchirures, brûlures, etc. »

Secours d'urgence. — Débarrasser la plaie de tout corps étranger (sang, sable, terre, matières diverses) par des lavages à grande eau fraîche ou tiède, mais très-doucement, très-légèrement, soit avec une éponge, soit avec un linge fin, ce qui est préférable ; mettre la région blessée dans la position qui rendra la plaie le moins béante possible ; la recouvrir de compresses d'eau fraîche, salée ou vinaigrée, ou aiguisée d'acide phénique (1 à 2 grammes par litre), soit encore de quelques gouttes d'eau blanche, d'arnica, d'alcali volatil, d'essence de térébenthine, de lessive, d'eau de savon, soit, en cas de douleurs vives, d'eau de chaux (on délaie quelques grammes de chaux vive dans un verre d'eau). Si un corps étranger est resté dans la plaie, par exemple un éclat de projectile, une pointe d'instrument, un dard d'abeille, une écharde, une aiguille, un fragment d'os, s'empresser de commencer par l'enlever avec des pinces fines, et surtout éviter les frictions qui ne tendraient, au contraire, qu'à l'enfoncer dans les chairs. Les baigneurs, les pêcheurs s'introduisent assez souvent des épines d'oursins dans les pieds, ce qui leur occasionne de grandes douleurs : Forget (*Médecine navale*, t. II) dit que les Arabes étendent deux lignes de graisse sur la région blessée, y appliquent à plat la lame d'un couteau chauffé au feu, et, en ratissant, excitent facilement la sortie des épines.

Quand l'hémorrhagie est abondante, on constatera si le sang provient d'une artère ou d'une veine : dans le premier cas, le sang est d'un rouge vermeil, sort par jets saccadés, concomitants des battements du cœur, et s'arrête par la compression du vaisseau entre la plaie et le cœur ; dans le second, le sang est noir, bavant en nappe, diminue par la compression entre la plaie et l'extrémité du membre. Enfin si, malgré les compressions qui viennent d'être indiquées, le sang continue à couler et affecte une couleur rosée, c'est une hémorrhagie capillaire, c'est-à-dire fournie par les ramifications très-tenues des vaisseaux intermédiaires entre les artères et les veines. — Dans tous les cas, ce qui presse le plus, c'est d'arrêter l'écoulement sanguin en comprimant, selon les circonstances, au-dessus ou au-dessous de la plaie, à l'aide des doigts appuyant en ligne droite sur le trajet du vaisseau, ou des pouces appliqués l'un sur l'autre et les autres doigts embrassant avec force le membre, etc. Il faut bien se rappeler que, pour le membre supérieur, la compression doit s'exercer dans le creux de l'aisselle ou sur la face interne du bras; — pour le membre inférieur, au milieu du pli de l'aine, plus bas, un peu au-dessus et à la partie interne du genou. La compression pourrait aussi s'exercer au moyen de tours de bandes, de cravates, suffisamment serrés à l'aide d'un petit bâton agissant comme tourniquet, ou mieux au moyen de l'instrument que j'ai proposé sous le nom de « compresseur gradué, » et qui n'a pas l'inconvénient, comme toutes ces constrictions circulaires, de provoquer l'engorgement du membre, puisqu'il n'agit que sur des points limités correspondant aux gros vaisseaux. Si la plaie est large, on la remplit de boulettes de charpie, ou de ouate, d'amadou, d'étoupes, roulés dans de la poudre de colophane : puis on recouvre de compresses ployées en plusieurs doubles, et quelques tours de bande suffisamment serrés compriment les diverses pièces de ce simple appareil. Si la plaie est petite et que l'écoulement sanguin persiste, l'application du bout du doigt pendant quelques minutes, d'une vessie pleine de morceaux de glace, d'une toile d'araignée prise dans les lieux aérés et non humides, d'une boulette de mousse, d'un petit morceau d'éponge fine, etc., suffisent le plus ordinairement à l'arrêter. En tout cas, la prudence exige qu'on ne suive pas le conseil trop souvent donné de mettre fin à ces petites hémorrhagies en appliquant un peu de perchlorure de fer : cette substance, dangereuse à manier pour quiconque n'est pas chirurgien, a l'inconvénient de durcir, de défigurer les tissus, etc.

Si la piqûre ou la petite plaie résulte de l'action d'un objet infecté, d'un animal venimeux (vipère, chien, cousin, scorpion, moustique, araignée des caves), on lavera la blessure avec de l'ammoniaque ou de l'acide phénique, à leur défaut avec de l'urine, de l'eau de Cologne; on pourra, par précaution, mettre une ligature entre la plaie et le cœur, et on se conduira comme il a été dit plus haut au paragraphe de la rage.

Les plaies sont parfois déchiquetées, offrent des lambeaux

irréguliers, broyés, mortifiés, écrasés, parfois presque entièrement séparés : répétons-le, on ne doit jamais se permettre de les
couper, de les retrancher, de les enlever, c'est l'affaire exclusive
du chirurgien. En attendant son arrivée ou son intervention, se
contenter de bien placer le membre, de nettoyer la blessure,
d'arrêter l'hémorrhagie si elle est trop forte, de maintenir à leur
place les lambeaux au moyen de bandelettes de diachylum ou de
toile fine s'entrecroisant, puis d'entretenir des affusions d'eau
froide alcoolisée sur la plaie. Mais ne jamais oublier que les plaies
accompagnées de séparation presque complète de portions considérables d'un organe exigent toujours que l'on tente la réunion
immédiate par le rapprochement des surfaces sanglantes et leur
maintien en contact à l'aide de petites planchettes de bois et de
quelques liens. En effet, les annales de la science renferment un
certain nombre de cas où des portions de doigts, même entièrement séparées, ont été très-heureusement réunies et conservées
avec l'intégrité de leurs mouvements ; on a de même recollé en
place des morceaux de nez, d'oreille, etc. Il importe, dans ces
cas, de laver à l'eau tiède le morceau détaché, de le remettre
dans sa situation naturelle, de l'y maintenir par un petit appareil
facile à improviser, puis de mouiller le bandage avec un mélange
d'eau et d'eau-de-vie, cette dernière substance progressivement
augmentée au point de constituer en peu de jours le liquide
unique de la lotion.

Les plaies très-vastes, très-étendues, résultant de l'action
d'obus, d'éclat de bombe, d'explosion de mine, de machine à
vapeur, de wagon de chemin de fer, etc., comportent assez
souvent des écrasements, des arrachements, des séparations de
membres ou d'intestins. Le secours d'urgence, dans ces cas
graves, consiste à protéger les surfaces saignantes, à mettre le
corps et les membres dans la situation la moins incommode ou
douloureuse, à ranimer le blessé avec des cordiaux, à empêcher
les hémorrhagies d'affaiblir les forces générales, etc.

Les Plaies du crane n'offrent de particulier à signaler que la nécessité de couper, aux ciseaux ou au rasoir, les cheveux environnants, de façon à faciliter les applications destinées au traitement.

Les Plaies de la langue, faites imprudemment avec des couteaux ou canifs, ou pendant une chute, ne demandent que des gargarismes constants avec de l'eau vinaigrée, de l'eau alcoolisée, surtout si l'écoulement de sang est un peu considérable, — et surtout le repos absolu de la mâchoire.

Les Plaies du cou exigent leur réunion par des bandages de diachylum ou de taffetas d'Angleterre, et l'immobilité de la tête dans un sens favorable au contact des lèvres de la blessure, à l'aide d'un bandage composé de deux cravates, l'une entourant le front, l'autre passant sous une aisselle et nouée ensuite à la précédente : silence absolu.

Les Plaies de poitrine non pénétrantes réclament le traitement des plaies larges au moyen des boulettes de charpie et un bandage de corps suffisamment serré pour tenir les bras fixés contre le tronc. Quand les plaies pénètrent jusque dans l'intérieur de la cavité de la poitrine, il y a crachement de sang, à l'expiration l'air sort par la blessure et fait vaciller la flamme d'une bougie, mise près de l'ouverture ; cet air expiré se répand également sous la peau aux environs de la plaie, d'où gonflement et crépitation à la pression : douleurs vives, anxiété. Dans un cas aussi grave et qui réclame impérieusement la présence du médecin, on se bornera à faire des frictions alcooliques sur le thorax et les membres supérieurs, à administrer des boissons acidulées (eau vinaigrée, limonade) ou aromatiques (sauge, thé, mélisse), à promener des sinapismes sur les membres inférieurs ; lavement d'eau salée ; mutisme.

Les Plaies du cœur, caractérisées par une hémorrhagie abondante, la perte de connaissance, le refroidissement général, la difficulté de respirer, exigent un repos absolu, des vessies remplies de glace pilée autour de la blessure.

Les Plaies de la région antérieure du tronc, comprise entre les côtes et le fond du bassin, pénètrent ou ne pénètrent pas jusqu'aux divers organes contenus dans cette vaste cavité. Dans ce dernier cas, les blessures plus ou moins étendues, faites par des corps piquants (fleuret, couteau), tranchants, dilacérants (crochets, balles), donnent du sang en faible quantité, mais des douleurs assez vives, parfois des syncopes, des vomissements, etc.

Secours d'urgence. — Celui des plaies en général : le blessé sera couché de façon à ce que la peau du ventre ne soit pas tendue, c'est-à-dire assis dans le lit, les cuisses relevées contre le ventre; les linges de pansement seront contenus par un bandage de corps; demi-lavements émollients.

Quand la plaie est assez large pour avoir donné passage, entre ses lèvres, à une portion d'organe non blessé, par exemple d'estomac ou d'intestin, la seule chose permise, — mais uniquement en cas de douleurs extrêmement aiguës et en l'absence d'un chirurgien, — est de nettoyer, de laver avec des linges très-doux et humectés d'huile ou d'eau émolliente cette portion d'organe et de la refouler avec précaution vers son siège normal; coucher horizontal; bandage de corps suffisamment serré pour maintenir le tout en place jusqu'à l'arrivée de l'homme de l'art.

Un des divers organes du ventre a-t-il été blessé? les matières sortant par la plaie et quelques signes particuliers fourniront des indications utiles : si c'est l'estomac, c'est-à-dire entre la cage osseuse de la poitrine et le nombril, vomissements de sang, issue par la plaie de matières alimentaires sanguinolentes, pertes de connaissance fréquentes; — si c'est le diaphragme, cloison musculaire qui sépare la poitrine du ventre, respiration convulsive, hoquet, toux fréquente et sèche; — si c'est le foie, sous les côtes à droite, sang très-noir, épais, douleurs vives dans la région blessée et jusque dans l'épaule droite, respiration anxieuse, gonflement du ventre; — si c'est l'intestin, extrémités froides, visage anxieux et crispé, issue de matières fécales par la plaie; — si c'est le rein, douleurs vives dans le flanc et urines sanguinolentes; — si c'est la vessie, écoulement d'urine par la blessure, etc. Tous ces cas sont graves, surtout si des corps étrangers (balles, plombs) séjournent dans les organes. Il est de toute urgence, répétons-le, de ne rien tenter en fait d'exploration ou d'extraction en l'absence du praticien, tout le *secours d'urgence* est dans les soins généraux indiqués ci-dessus. Les quelques détails qui précèdent n'ont et ne peuvent avoir d'autre but que d'éclairer les assistants sur la nature de la blessure, sa gravité et les conséquences qu'il y a lieu d'en tirer au point de vue du blessé et de la famille.

Les PLAIES DES DOIGTS exigent l'immobilité des phalanges à l'aide de petites lames de bois que l'on comprend dans les tours de bandes étroites. Si plusieurs doigts ont été compris dans la même blessure, on fixe la paume sur une planchette ayant la forme d'une main dont les doigts sont écartés.

En portant vivement les mains contre une surface en bois pour se garantir, par exemple, la tête dans une chute, ou bien en frottant des planchers, on est exposé à s'introduire sous les ongles des éclats de bois, des épingles, des aiguilles. L'indication est toujours de commencer par extraire ces corps étrangers à l'aide de pinces ou de pointes fines qui permettent de les fixer; mais on ne saurait trop insister sur la nécessité de prévenir tout aussitôt après, par des applications froides prolongées, les accidents inflammatoires et douloureux, notamment la suppuration, si communs à la suite des lésions de la pulpe des doigts.

Les CONTUSIONS ou meurtrissures, infiltrations de sang par rupture de vaisseaux, produisent ordinairement des gonflements rapides et circonscrits, vulgairement appelés « bosses, » une coloration violacée dite « ecchymose, » l'engourdissement douloureux des tissus, etc. Le public s'effraie facilement de ces changements subits dans la forme et la couleur des organes.

Secours d'urgence. — Recouvrir la région blessée de compresses imbibées constamment d'eau froide, aiguisée d'eau-de-vie camphrée, d'eau sédative, d'eau blanche, de teinture d'arnica, d'eau vinaigrée ou salée, etc., le tout maintenu convenablement par un bandage très-léger. Une coutume populaire consiste à exercer sur ces « bosses » une compression assez énergique au moyen d'une pièce de monnaie, d'un caillou plat, placés entre deux linges et serrés contre la tumeur au moyen de tours de bande. Cette pratique est bonne quand la « bosse sanguine » apparaît dure et suffisamment développée, et que la constriction nécessaire devient facilement supportable pour le blessé.

Les chutes, les coups violents sur la tête, sont parfois accompagnés de divers accidents dont il est bon de connaître la valeur.

Ainsi, la Contusion du cerveau, suite de son choc rapide contre les parois du crâne, entraîne la perte de connaissance, la gêne de la respiration et du parler, l'abaissement des paupières, de l'agitation continuelle; — la Commotion cérébrale, ébranlement, secousse du cerveau, se caractérise à un faible degré par des étourdissements, bourdonnements d'oreilles, éblouissements, faiblesse générale du système musculaire; à un degré plus fort, par la pâleur de la face, la perte de connaissance, le rejet involontaire des aliments, urines et matières fécales, la sensibilité étant conservée; — la Compression du cerveau, déterminée par un épanchement, offre, en outre des symptômes de la « commotion,» — l'abolition des facultés physiques, de la sensibilité et du mouvement, une respiration très-ronflante, etc.

Secours d'urgence dans ces trois cas.— Ranimer le blessé en lui faisant respirer de l'alcali, du vinaigre, des odeurs aromatiques; frictions avec les mêmes substances et sinapismes sur la région du cœur et sur les membres; demi-lavements d'eau salée; réfrigérants sur le crâne en permanence; tisane de mélisse, d'arnica, de feuilles d'oranger, limonade, etc.

Les Contusions de l'œil donnent lieu à des douleurs vives et à des troubles inquiétants dans la vision.

Secours d'urgence. — Insister sur les bains de pieds sinapisés, sur les applications permanentes d'eau très-froide sur la région oculaire; l'œil sera complètement soustrait à la lumière par un bandeau léger, et la chambre du blessé tenue dans une demi-obscurité.

Les Contusions de la poitrine déterminent une toux fatigante, des douleurs assez vives, de la difficulté de respirer, parfois des crachements de sang.

Secours d'urgence.— Boissons gommeuses, antispasmodiques; demi-lavements au sel; silence rigoureux. Quand la contusion a porté sur le sein, notamment chez la femme, frictions de pommade camphrée que l'on recouvrira de cataplasmes arrosés de quelques gouttes de laudanum, que la douleur soit vive ou non, cet accident négligé dès le début ayant souvent des suites graves.

La Contusion violente de l'épaule, que signalent des douleurs aiguës dans les mouvements avec impossibilité de relever volontairement le bras, ne doit jamais être négligée.

Secours d'urgence. — Compresses d'eau-de-vie camphrée, d'eau blanche, de teinture d'arnica, en permanence, ou bien cataplasmes tièdes de farine de lin arrosés de 8 à 10 gouttes de laudanum.

Dans les Contusions violentes DU VENTRE, la paroi antérieure est fort douloureuse soit au toucher, soit par les mouvements respiratoires, soit par l'action de marcher, de se lever : ventre gonflé, tendu ; suffocation, faiblesses, rejet de sang soit par la bouche, si l'estomac a été atteint, soit par les selles, si la moitié inférieure de l'abdomen a été lésée.

Secours d'urgence. — Frictions de pommade ou d'huile camphrée, cataplasmes légers de farine de lin aiguisés de 10 à 15 gouttes de laudanum, ou mieux, vu leur étendue et la grande quantité de laudanum à employer, cataplasmes faits avec la décoction de têtes de pavot. Tisanes acidulées (limonades, eau vinaigrée, sirop de groseilles) ; demi-lavements émollients ou salés ; eau sucrée avec hydrolat de fleurs d'oranger, ou quelques gouttes d'éther ; bains de siège tièdes, composés de décoctions aromatiques (sauge, thym, verveine, romarin). Avoir soin de soulever les draps et couvertures à l'aide de cerceaux, afin qu'aucune pression sur l'abdomen ne réveille les douleurs.

Les Violences exercées sur la région DES REINS, coups, chutes, chocs énergiques, produisent des ecchymoses, des plaies qui nécessitent les secours d'urgence indiqués dans toutes les contusions ou blessures de la peau ; seulement le blessé doit être couché sur un côté et maintenu dans cette position à l'aide de coussins, d'oreillers, de petits matelas, appuyés contre les épaules, les fesses et les jambes.

Parfois ces lésions sont accompagnées d'émission d'urines sanguinolentes (HÉMATURIE), noirâtres, se prenant rapidement en caillots d'un brun foncé. — *Secours d'urgence.* Lavements d'eau froide simple ou vinaigrée ; pour boisson, tisanes émollientes coiffées de lait, alternant avec des boissons acidulées (citron, orangeade) ; bains de mains et de pieds dans de l'eau sinapisée ;

vessie pleine de glace pilée sur la région des reins; température douce dans la chambre; couvrir modérément le blessé.

L'Entorse, vulgairement appelée « foulure, » tiraillement violent des parties molles et des liens fibreux qui entourent et fixent les parties élémentaires d'une articulation, se trahit par des douleurs aiguës, de la tuméfaction et des ecchymoses (extravasation de sang par déchirure de petits vaisseaux). C'est un des accidents dans lesquels les masses populaires mettent le plus d'empressement à appeler les empiriques, les rebouteurs, les renoueurs : est-il besoin de répéter ici que c'est là une confiance bien souvent aventurée et aveugle que celle qui remet l'avenir d'un membre à des gens effrontés qui ne savent rien de sa composition articulaire, de la disposition des os, de leur forme, de leur agencement? N'est-il pas bien plus sage, plus logique de recourir au véritable chirurgien, et, en attendant, de procéder au soulagement d'urgence qui suit?

Entorse du poignet : douleurs vives dans les mouvements de la main sur l'avant-bras; gonflement du poignet. — *Secours d'urgence.* Faire avec le pouce des onctions (beurre, cérat, huile, axonge camphrée ou non) sur les deux faces de l'avant-bras et de la main, dans le sens parallèle à l'axe du membre et de bas en haut; frictionner ensuite avec de l'eau-de-vie camphrée, de la teinture d'arnica. Si les douleurs sont aiguës, dès le début plonger le poignet pendant quelques heures dans de l'eau très-froide, et au sortir de ce bain entourer l'articulation de compresses imbibées de liquides froids et renouvelées en permanence ou mieux soumises à un système d'irrigation continue : pendant cette opération, la main et l'avant-bras seront maintenus un peu élevés et immobilisés sur une surface plane (planchette, couvercle) inclinée.

L'Entorse du pied demande les mêmes secours d'urgence. Seulement l'immobilisation du pied, une fois pansé, s'obtient très-facilement à l'aide du petit appareil que j'ai proposé en 1845 (1) : deux planchettes de quatre travers de doigt de largeur, fixées à

(1) Strasbourg, in-4°.

angle droit, l'une de la longueur de la jambe, l'autre de la hauteur du pied ; sur la planchette horizontale matelassée avec une couche épaisse de compresses ou d'étoupes, on fixe la jambe à l'aide de bandes, de cravates, d'écharpes, en ayant soin toutefois que le talon n'appuie pas et reste pour ainsi dire dans le vide ; contre l'extrémité libre de la planchette verticale on appuie la région digitée du pied, on l'y maintient avec quelques tours de bande : l'articulation est ensuite recouverte de compresses résolutives. L'eau de menthe poivrée pure a été conseillée en fomentations et aurait donné d'excellents résultats.

L'emploi des pédiluves froids est généralement contr'indiqué chez les femmes et les personnes délicates exposées à s'enrhumer facilement.

Avant d'immerger le pied dans l'eau froide, on pratique assez souvent le massage qui a pour avantages de dissiper les fluides épanchés et de remettre en place les tendons dérangés. Les doigts préalablement graissés, afin de ne pas blesser et surtout de ne pas échauffer la peau du blessé, on promène la main le long des veines, dans le sens des tendons et des muscles, à partir du bout du pied. Cette friction est combinée avec la pression pendant une vingtaine de minutes, jusqu'à diminution des douleurs, de la tuméfaction, et récupération des mouvements : à chaque massage on doit modérer progressivement l'énergie des frottements, tout en les réitérant de plus en plus fréquemment.

En soulevant brusquement par les poignets de très-jeunes enfants, de 2 à 4 ans notamment, les parents et surtout les bonnes produisent chez ces petits êtres une véritable ENTORSE DU COUDE (articulation radio-cubitale), car c'est dans cette jointure qu'au moindre mouvement l'on sent un bruit de craquement et que l'enfant accuse une vive douleur, s'obstinant à laisser pendre le bras étendu le long du corps et un peu en arrière.

Secours d'urgence. — D'après le Dr Bourgeois, embrasser avec la paume d'une main tout le coude lésé ; avec l'autre main saisir la partie inférieure de l'avant-bras et lui faire exécuter un mouvement de rotation en dehors, puis le fléchir à angle droit et le fixer en cette position avec une écharpe. Maintenir sur l'articulation des compresses résolutives (eau blanche mêlée d'eau-de-vie camphrée, eau sédative, teinture d'arnica).

Les FRACTURES DU CRANE, assez ordinaires dans les chutes d'un lieu élevé, ou de coups et chocs d'une grande violence, ont pour signes caractéristiques un écoulement sanguin par le nez, les oreilles, la bouche, la mobilité et la crépitation des os sur certains points pressés par les doigts. L'intervention du chirurgien est indispensable.

Secours d'urgence. — Ceux de la commotion cérébrale (voir ci-dessus).

Les FRACTURES DE LA COLONNE VERTÉBRALE, indiquées par la perte du sentiment et du mouvement des membres, de la vessie et du rectum, un essoufflement très-prononcé, le gonflement du ventre, des douleurs locales très-vives déterminées par la moindre pression sur le siège de la cassure.

Secours d'urgence. — Coucher le blessé horizontalement, sur le dos, sur une surface dure (lit de crin ou mieux de feuilles sèches), la tête sur le même plan que le corps; lavements salés; immobilité complète du tronc.

Une chute ou des coups sur la MACHOIRE INFÉRIEURE fracturent parfois cet os : outre la salivation, le gonflement local, les dents n'apparaissent plus sur un plan harmonique : quand on appuie sur divers points de la mâchoire, un bruit de frottement, de crépitation se produit.

Secours d'urgence. — La seule chose à faire en attendant le médecin, c'est d'immobiliser la mâchoire à l'aide d'un mouchoir ou cravate emboîtant le menton et venant nouer ses extrémités sur le sommet du crâne. Le malade ne devra boire qu'à l'aide d'une pipette passée dans l'hiatus que peut laisser l'absence d'une dent.

C'est surtout dans les chutes sur le coude que la CLAVICULE, os qui unit l'épaule au milieu antérieur de la poitrine, se fracture : en outre de la douleur locale, le blessé a le moignon de l'épaule très-abaissé et rapproché de la poitrine; les mouvements du bras étant difficiles, impossibles même, il le soutient instinctivement de la main opposée.

Secours d'urgence. — Se borner à remonter le bras le plus haut possible le long du tronc, et le maintenir dans cette position à l'aide d'une écharpe (mouchoir, serviette ployés en triangle) dont le plein reçoit, comme dans une poche, le coude, et les extrémités sont nouées sur l'épaule opposée; par dessus cette écharpe et perpendiculairement au bras, attacher autour du tronc un autre mouchoir ou une bande, afin de maintenir le coude serré contre le tronc; puis appliquer des compresses d'alcool camphré, d'eau sédative, d'eau fraîche sur la clavicule.

Les FRACTURES DU STERNUM (os vertical du milieu antérieur de la poitrine) et des CÔTES, se reconnaissent à des douleurs locales vives, augmentant par la pression, par les changements de position du blessé, par la toux, par des inspirations très-profondes.

Secours d'urgence. — Compresses permanentes d'eau-de-vie camphrée pure ou mêlée à de l'eau de savon, d'eau blanche, d'eau salée; application d'un bandage de corps, d'une serviette longue pliée en deux entourant la poitrine, sur le devant de laquelle les extrémités sont ramenées et fixées par des épingles.

La FRACTURE DE L'OMOPLATE, os formant l'aile postérieure de l'épaule, se trahit par des douleurs vives dans la région, surtout par les mouvements du bras, du gonflement et le plus souvent une ecchymose.

Secours d'urgence. — Immobiliser le bras à l'aide d'un bandage de corps, comme ci-dessus, après lequel on attache, devant et derrière, les extrémités d'une petite écharpe placée en sautoir sur l'épaule, afin de maintenir les compresses résolutives sur le siège de la fracture.

Les FRACTURES DES OS DES MEMBRES nécessitent des manœuvres et des applications d'appareils trop délicates pour qu'elles sortent de la compétence du chirurgien; en attendant son intervention, on pourra cependant soulager le blessé par les moyens suivants :

Les FRACTURES DU BRAS sont indiquées par la diminution de la longueur du membre, l'impossibilité des mouvements volontaires, les douleurs et le bruit de crépitation dès qu'on remue le bras.

Secours d'urgence. — Compresses résolutives permanentes

(eau blanche, eau sédative) autour du siège des souffrances; soutien du poids du bras et son immobilisation à l'aide d'une écharpe dont le plein embrasse le coude et l'avant-bras, et dont les extrémités passent, l'une sur l'épaule du côté blessé, l'autre sous l'aisselle opposée, pour aller se nouer avec la précédente derrière le cou.

Dans les FRACTURES DE L'AVANT-BRAS, il y a déformation de cette portion de membre, mouvements volontaires impossibles, mouvements communiqués douloureux avec crépitation par le frottement des fragments.

Secours d'urgence. — Placer l'avant-bras dans une gouttière improvisée (en carton, en écorce d'arbre, en feuille d'agave), qu'on suspend par une écharpe nouée après le cou; maintenir en permanence, soit des applications froides, soit une irrigation du membre à l'aide d'un arrosoir plein d'eau et suspendu à une certaine hauteur.

La FRACTURE DE LA CUISSE se reconnaît à la douleur locale, au craquement des fragments de l'os (le fémur), à la mobilité extrême et au raccourcissement du membre, dont le blessé ne peut se servir.

Secours d'urgence. — Envelopper l'articulation de compresses résolutives (eau-de-vie camphrée, eau sédative, eau fraîche ou salée); puis immobiliser le membre entier à l'aide de deux bâtons ou de deux planchettes étroites (de 5 centim. de large) placés, l'un en dehors, depuis la hanche jusqu'au pied, l'autre depuis le pli de la fesse jusqu'au pied, et fixés dans cette position par des cravates, des écharpes, celle d'en haut passée autour du bassin; les autres échelonnées de distance en distance autour de la cuisse, de la jambe et du pied. Le blessé peut être ainsi transporté jusqu'à son lit, où il sera couché dans la position assise ou presque assise.

· Même *secours d'urgence* pour les FRACTURES DE LA ROTULE (os placé en avant de la boîte du genou) ET DE LA JAMBE; dans celle du PIED, ce dernier doit être bien soutenu, afin qu'il ne tombe ni d'un côté ni de l'autre, résultat facile à obtenir sûrement avec mon appareil à entorse, décrit plus haut.

Les LUXATIONS, vulgairement appelées « déboîtement d'un os, » entraînent toujours l'idée du déplacement d'extrémités osseuses qui ont perdu leurs rapports naturels de contact. La personne qui n'a aucune notion exacte de la forme d'une articulation à l'état normal, peut se rendre compte de l'existence d'une luxation en comparant la région blessée avec celle du côté correspondant qui est saine : la première offrira toujours, en cas de déboîtement, une saillie qui n'est pas naturelle, une déformation, une impotence, un changement dans la longueur du membre.

A la suite d'un écartement considérable des mâchoires par l'introduction de corps volumineux ou d'instruments pour arracher une dent, par le bâillement, un rire exagéré, l'action de vomir, un coup ou une chute sur le menton, la LUXATION DE LA MACHOIRE peut avoir lieu ; la bouche reste alors largement béante, l'individu n'arrivant plus à la fermer ; le menton est projeté en avant, la salive coule, il y a impossibilité de prononcer ni de parler ; en avant du milieu de l'oreille, fossette précédée d'une saillie osseuse ; aplatissement des joues. Ces signes existent des deux côtés ou d'un seul.

Secours d'urgence. — Mettre des disques de bouchon entre les mâchoires, vers les grosses dents du fond, et engager le malade à serrer les mâchoires en même temps qu'on presse sur le menton. Dès que l'os est rentré dans sa cavité en avant de l'oreille, appliquer des compresses d'eau blanche, alcoolisée ou sédative sur les tempes, et maintenir les mâchoires serrées l'une contre l'autre à l'aide du bandage indiqué ci-dessus pour la fracture.

La CLAVICULE se luxe surtout dans les chutes sur l'épaule. Il y a alors saillie osseuse, dure, au devant et en haut de la poitrine, dont l'épaule est plus rapprochée ; mouvements du bras pénibles, douloureux ; gêne de respirer.

Secours d'urgence. — Coucher le blessé le dos seul appuyant sur un oreiller dur, de façon que les épaules ne soient pas soutenues ; applications réfrigérantes sur le siège de la luxation ; soutenir le bras avec une écharpe.

Ainsi qu'il a été dit plus haut à propos des fractures, les manœuvres nécessitées par la réduction des luxations des membres ne peuvent logiquement être tentées que par un chirurgien ; cependant, en son absence, le soulagement du blessé dictera la conduite suivante :

Dans les LUXATIONS DE L'ÉPAULE (aplatissement du moignon de l'épaule, mouvements spontanés impossibles), diminuer le poids du bras en interposant un coussinet entre le membre et le thorax, et appliquer une écharpe passant sous l'avant-bras pour se nouer autour du cou ; lotions froides sur l'épaule.

Dans les LUXATIONS DU COUDE (déformation, impuissance de mouvements volontaires, maintien forcé de l'avant-bras dans une position fixe), envelopper le coude, la moitié supérieure de l'avant-bras et la moitié inférieure du bras avec des compresses imbibées d'eau-de-vie camphrée, maintenir l'avant-bras sur des coussins durs, dans la position la moins douloureuse possible.

Les LUXATIONS DE LA CUISSE, caractérisées par de vives douleurs, une saillie anormale, la déviation, l'engourdissement et le gonflement de la cuisse, l'abolition des mouvements, exigent que le blessé soit immédiatement couché sur le côté sain, que des compresses résolutives (eau-de-vie camphrée, eau blanche ou sédative) soient appliquées sur la région endolorie.

Le même *secours d'urgence* convient dans les LUXATIONS DE LA ROTULE (déboîtement du genou) ET DU PIED. Dans tous ces cas, le poids des couvertures serait fatigant pour le blessé : on doit les soutenir à certaine distance du membre à l'aide de cerceaux, cercles, bâtons agencés à angle aigu, etc.

Les BRULURES, effet des corps fortement chauffés sur les tissus vivants, demandent des secours instantanés, en raison de la gravité des lésions et des souffrances aiguës qui les accompagnent presque toujours. On en distingue 6 degrés :

1° Inflammation superficielle sans phlyctènes (ampoules pleines de sérosité) ; ainsi, coups de soleil, exposition des forgerons, des verriers au feu.

Secours d'urgence. — Plonger quelques heures la partie dans l'eau froide ou dans de l'huile ; dès qu'elle en sort, la couvrir de compresses imbibées d'eau fraîche additionnée d'eau blanche, ou bien d'encre, d'eau-de-vie, d'éther, d'alcoolat, d'eau de Cologne. On conseille également comme topiques la confiture de groseilles, la pulpe des feuilles de plantes grasses (le cactus, les ficoïdes), les feuilles de laurier-cerise raclées sur les deux faces.

2° Inflammation de la peau avec phlyctènes; par exemple, à la suite du contact instantané de liquides bouillants ou de la vapeur des machines en explosion ou en activité.

Secours d'urgence.— Traverser les ampoules avec une aiguille, une épingle, pour faire écouler leur contenu, mais ne jamais les détruire ni en totalité ni en partie; panser ensuite comme au premier degré. Si, cependant, des portions d'épiderme ont été enlevées lors de l'accident, appliquer de préférence des corps gras, huile, cérat, beurre frais, blancs d'œufs battus seuls ou mêlés à une demi-partie d'huile, et recouvrir toutes ces substances avec une plaque de ouate (coton cardé). Si ces plaques d'épiderme ont été détachées et tiennent encore par quelque point, ne pas les arracher ni les couper; au contraire, les replacer dans leur sens normal. En cas de douleurs aiguës, recouvrir la brûlure avec une compresse fine trempée dans un mélange d'une partie d'huile essentielle de térébenthine avec deux d'huile d'olives.

3°, 4° et 5° Désorganisation d'une partie de la peau, ou de toute l'épaisseur de la peau, ou bien des tissus jusqu'aux os.

Secours d'urgence. — Dans ces divers cas, où les corps comburants ont eu un contact prolongé avec les tissus, la poudre à canon par exemple, on favorisera la suppuration, l'élimination des parties détruites, en faisant des lotions très-fréquentes avec l'eau chlorurée, avec l'alcool, et recouvrant avec des masses de charpie pour absorber le pus.

6° degré: Carbonisation complète d'un membre ou d'une région du corps. L'intervention du chirurgien est ici indispensable.

Les brûlures étendues des orteils et des doigts de la main nécessitent l'emploi des palettes et des semelles dont il a été question aux articles « plaies de ces régions, » afin d'empêcher les doigts de contracter entre eux des adhérences.

Règle générale, les brûlures exigent tout d'abord qu'on enlève, ou mieux, qu'on coupe les vêtements de la région, surtout s'ils sont imbibés de liquides bouillants ou désorganisateurs des tissus. Quand de très-petits corps étrangers, des grains de poudre par exemple, se trouvent dans les tissus ou la plaie, on ne doit pas se permettre de les enlever sans que le médecin ne l'ait autorisé.

Il n'en est pas de même pour les brûlures faites par des corps agissant chimiquement, tels que la potasse, la pierre infernale, la chaux, le phosphore, l'acide sulfurique (huile de vitriol), etc.; on doit se hâter d'enlever les parcelles vulnérantes avec un linge gras, huile, beurre, cérat, mais non pas avec de l'eau, qui favoriserait l'activité de la matière chimique; ce n'est qu'après cette opération préliminaire qu'on essuie à sec les parties blessées et qu'on applique le traitement décrit plus haut.

Les Brulures de l'arrière-gorge et de la bouche proviennent, soit d'une imprudence de la part de ceux qui introduisent trop gloutonnement des substances très-chaudes dans la cavité bucco-pharyngienne, soit de la funeste habitude d'entrer précipitamment le bec même de la théière ou du biberon contenant des liquides insuffisamment tiédis.

Secours d'urgence. — Badigeonner l'intérieur de la bouche avec une décoction mucilagineuse, un liquide acidulé, du miel; si la brûlure a atteint l'arrière-gorge, promener des sinapismes à la base du cou et faciliter le vomissement en gorgeant le malade d'eau chaude, etc.

La Congélation, résultat d'un froid intense sur les tissus vivants, comporte trois degrés : 1° Rougeur et gonflements très-circonscrits, avec douleurs et démangeaison vives; les engelures des doigts, du talon, du nez, des oreilles en donnent de fréquents exemples.

Secours d'urgence. — Bien se garder de faire des lotions d'eau tiède, de mettre des cataplasmes, de s'approcher du feu; faire, au contraire, des applications d'eau blanche, d'eau-de-vie camphrée, de vin, d'eau de Cologne, d'eau vinaigrée, suivies de frictions avec un linge sec et un peu rude.

2° Engorgement plus profond, douleurs aiguës, phlyctènes (ampoules) pleines de sérosité roussâtre.

Secours d'urgence. — Cataplasmes très-légers et tièdes de substances émollientes, arrosés d'eau blanche ; pansement avec la pommade camphrée.

3° Phlyctènes, taches blanches ou noirâtres de la peau, qui est alors désorganisée profondément.

Secours d'urgence. — Se bien garder de réchauffer les parties malades ; les frictionner, au contraire, avec de la neige, de la glace pilée ; les couvrir de linges trempés dans l'eau glacée. Dès que les tissus sont réchauffés, les envelopper de flanelles fines trempées dans le vin ou l'alcool chauds.

Dans ces trois degrés de la congélation, il faut, en même temps, administrer à l'intérieur des boissons aromatiques (menthe, sauge, verveine), sudorifiques (thé, bourrache), toniques (vin chaud, punch, etc.)

La Congestion cérébrale est un terme vulgaire qui résume divers degrés de gravité d'une même maladie : 1° Le *vertige,* marqué par la marche chancelante, le trouble des idées, les mouvements d'ascension, d'abaissement, de confusion, de tournoiement des objets environnants, les étourdissements, les éblouissements, les bourdonnements d'oreilles, les nausées ; — 2° à un degré plus fort *(léger coup de sang),* la face et les yeux sont injectés, rouges ; le malade sent des bouffées de chaleur lui monter au visage ; il a l'air hébété ; — 3° enfin, à un degré beaucoup plus intense *(coup de sang, attaque, hémorrhagie cérébrale, apoplexie,* etc.), il y a perte de connaissance, paralysie du mouvement et de la face, le malade fait le bruit de rejeter de la fumée par un des angles de la bouche ; langue déviée ; difficulté d'avaler ; sensibilité plus ou moins éteinte dans les membres qui sont, en outre, contractés.

Secours d'urgence. — Dans tous ces cas, étendre le malade sur un lit, sur un plan incliné (fauteuil, chaise), la tête élevée et appliquée sur des oreillers de crin ou de balles d'avoine, les jambes plus basses que le tronc ; donner le plus d'air pur à respirer ; agiter des mouchoirs, des éventails autour de la tête et à une petite distance de la bouche ; ôter tous liens autour du cou (cravate, col, faux-col), de la poitrine (gilet, corset, bretelles) et de l'abdomen (ceintures, pantalons, jupons) ; mettre la tête à l'air et couvrir le crâne, le front de vessies remplies de glace concassée (1), surtout de compresses d'eau fraîche, vinaigrée ou aiguisée d'eau sédative, soit encore d'une à deux grandes cuillerées d'éther par verre d'eau ; appliquer ensuite des sinapismes entre les épaules, sur les côtés de la poitrine, aux mollets, et les changer de place sur les membres inférieurs ; mettre des mouches de Milan derrière les oreilles et à la nuque ; donner un bain de pieds d'un quart d'heure, additionné d'une forte poignée de farine de moutarde ou de cendres ou de sel commun (si le malade avait des varices ou dilatation permanente des veines aux jambes, le pédiluve serait remplacé par des sinapismes aux cuisses et autour des avant-bras) ; donner un lavement d'un demi-litre d'eau chaude, dans laquelle on aura fait fondre dix grammes de savon du commerce ou une à deux grandes cuillerées de sel gris ; dès que le malade reprend connaissance, lui faire avaler quelques gorgées d'eau fraîche, de limonade, de sirop de groseilles, etc. — On a la mauvaise habitude, dans ces attaques sanguines, de faire respirer et même d'introduire dans les narines des odeurs très-actives, des alcoolats, de l'eau sédative, ou bien encore de faire boire du vin chaud, du grog, des liqueurs : ce sont des imprudences qui ne servent, la plupart du temps, qu'à prolonger la congestion cérébrale.

Par OPHTHALMIES, on entend vulgairement des maladies oculaires de nature, de siège et d'importance fort variés. Il ne peut être ici question que de celles qui, par leur spontanéité ou leurs accidents, seraient susceptibles de réclamer des soins instantanés en attendant l'homme de l'art.

Les picotements aigus, les élancements, les souffrances vives que donne aux paupières ou à la conjonctive (membrane qui recouvre la coque blanche de l'œil) leur inflammation, leur rou-

(1) *Mélange réfrigérant économique.* — Prenez du muriate de chaux, 500 grammes, versez dessus trois bouteilles d'eau légèrement acidulée au moyen d'un peu d'acide nitrique (eau forte). En quelques minutes, on obtient un froid considérable.

geur subite, leur suppuration rapidement abondante, réclament : la soustraction de l'œil à la lumière et à l'air, des lotions émollientes chaudes (lait chaud), des cataplasmes de mie de pain ou de fécule, des injections ou douches émollientes, tièdes et répétées à l'aide d'une petite seringue, des pédiluves sinapisés, des lavements salés, des mouches de Milan ou petits vésicatoires derrière les oreilles et à la nuque ; si la douleur est très-vive, compresses trempées dans la décoction de têtes de pavot.

Des CORPS ÉTRANGERS ténus, des poussières, des parcelles de fer, s'introduisent entre les paupières et déterminent de vives douleurs, du larmoiement.

Secours d'urgence. — Bien recommander de ne pas s'obstiner à frotter l'œil avec les doigts ; se garder également de rechercher le petit corps vulnérant à l'aide d'un « tortillon » de papier ou de linge, comme on le conseille trop souvent. Ce sont là des pratiques inutiles qui ne conduisent qu'à augmenter les souffrances et ne sont pas sans quelque danger entre les mains des profanes. Il suffit, dans bien des cas, de saisir la paupière supérieure près d'un de ses angles, de l'attirer lentement en avant, puis de l'abaisser le plus possible en glissant et appuyant au-devant de la paupière inférieure, et de l'y maintenir en cette position pendant une à deux minutes. Les larmes, provoquées abondamment par le corps étranger, se ramassent dans cette poche formée par la paupière supérieure, et quand on relâchera celle-ci, un flot de liquide s'échappera, entraînant la substance vulnérante, qui se déposera à peu de distance ou au milieu des cils.

Si la matière est une parcelle de fer, ouvrir l'œil et approcher un aimant de l'endroit où l'on aperçoit le petit corps, ou bien du point que le blessé lui assigne comme siège. Dans les ateliers de Fairbairne (Belgique), un aimant est toujours à la disposition des ouvriers : c'est un exemple à imiter dans tous nos ateliers où l'on travaille le fer.

Quand de la chaux a été introduite sous les paupières et n'a pu en être rapidement enlevée totalement, il faut inonder le globe oculaire, ou faire une injection sous les paupières avec de l'eau sucrée : on sait, en effet, que la chaux éteinte, mise à froid en contact avec une dissolution aqueuse de sucre, se dissout rapidement en formant un sel de chaux inoffensif (saccharate bibasique).

Les CORPS ÉTRANGERS introduits accidentellement ou volontairement dans le CONDUIT DES OREILLES produisent, par leur grossissement graduel, des bourdonnements, des souffrances plus ou moins intenses.

Secours d'urgence. — Si les matières sont susceptibles de se fondre ou d'être entraînées par un courant d'eau (tels les débris d'insectes, amas et durcissement du cérumen ou cire du fond de l'oreille), multiplier les injections d'huile, de liquides tièdes, de lait chaud à l'aide d'une petite seringue, et imprimer de légères secousses à la tête pour faire sortir la substance étrangère avec le liquide. — S'il s'agit de corps durs, parfaitement visibles (perles, pois, noyaux, graines, boutons de chemise, semence de maïs, feuilles sèches), on peut, — mais dans le cas seulement où ils ne seraient pas très-enfoncés dans le conduit,— chercher à les ramollir par des injections d'eau tiède, puis à les saisir avec des pinces, à les piquer avec une épingle courbée en guise de crochet, afin de pouvoir les attirer ; une autre épingle, dont on aura émoussé la pointe, pourrait encore être glissée à plat au-dessous du corps étranger, puis, quand elle l'a dépassé, être contournée sur sa face postérieure, et enfin ramenée avec l'objet par une petite traction en haut et en dehors. Pour les injections de liquides dans le conduit auditif, l'irrigateur Eguisier est préférable, parce qu'il faut, d'une part, beaucoup de patience et de persévérance, et que, d'une autre, il permet de diriger plus facilement le jet continu du liquide entre le corps étranger et la paroi du conduit pendant que l'on tire alternativement le pavillon de l'oreille dans tous les sens et que l'on fait de temps en temps ouvrir fortement au patient la bouche, ce qui agrandit et modifie les dimensions du canal auriculaire. L'introduction des cure-oreilles, des curettes, n'est pas sans inconvénient et nécessite la main exercée et les notions anatomiques du chirurgien.

Les vives DOULEURS D'OREILLE, provoquées par un coup-d'air

ou une inflammation très-aiguë, s'apaisent par des injections fréquentes de décoction de têtes de pavot, d'huile camphrée, l'application d'une mouche de Milan derrière l'oreille, l'introduction dans le conduit auditif d'une boulette de ouate contenant un petit morceau de camphre ou bien trempée dans le laudanum, les fumigations émollientes, les cataplasmes émollients arrosés de quelques gouttes de laudanum, les bains de pieds chauds et rubéfiants, les tisanes sudorifiques (bourrache, fleurs de sureau), etc. Un excellent remède, préconisé par le docteur Menière, consiste à faire bouillir, dans un demi-litre d'eau de guimauve, deux têtes de pavot, puis à faire incliner la tête du malade du côté sain et à lui laisser couler dans l'oreille malade une grande cuillerée de cette décoction ; dix minutes de ce bain local suffisent : on peut toutefois le réitérer.

L'Hémorrhagie nasale ou épistaxis, vulgairement saignement de nez, ne doit provoquer aucune activité d'assistance, si elle n'a lieu que goutte à goutte et peu abondamment ; mais, si la perte de sang continue, devient considérable, si le sujet se trouve mal, il faut le mettre à l'air frais, la tête élevée et droite, couvrir le front et les tempes de linges trempés dans l'eau froide ou aiguisée d'éther, élever le bras du côté de la narine par laquelle s'échappe le liquide. Si l'hémorrhagie persiste, donner à priser de la poudre de gomme, de plâtre non éteint, de tan ou d'écorce de chêne, ou introduire dans les narines des boulettes de charpie, de petits morceaux d'amadou mouillés, puis roulés dans les mêmes poudres, et pincer les narines avec un morceau de bois fendu à une extrémité (vulgairement une *drogue*) ; placer des sinapismes entre les deux épaules ; fermer les narines à l'aide d'une drogue, bâton de bois fendu à moitié, les deux branches écartées comprimant le bout du nez. — Une coutume populaire consiste à arrêter tout épistaxis en mettant une clef dans le dos du patient : l'effet produit ici par la sensation vive du froid n'est pas toujours sans inconvénient, notamment chez les femmes et les filles et si le corps est en sueur.

Dans le Coryza ou rhume de cerveau, les fatigues de l'éternuement trop fréquent et la difficulté de respirer par le nez exigent parfois qu'on intervienne subitement.

Secours d'urgence. — Faire transpirer avec des boissons très-chaudes (bourrache, violettes); mettre des sinapismes entre les épaules et aux jambes; faire des fumigations émollientes permanentes en présentant à l'orifice des conduits nasaux le goulot de bouteilles ou une large éponge contenant des liquides très-chauds. — Chez les nouveaux-nés, la gêne de respiration nasale les empêche de prendre le sein; il convient alors de leur introduire de temps en temps dans les narines un petit linge tortillé pour débarrasser les conduits des sécrétions qui les obstruent; puis on leur donne le lait maternel à la cuillère : on peut aussi les plonger dans un demi-bain tiède sinapisé, si le temps le permet. Il convient d'asperger le plancher de la chambre toutes les heures avec trois ou quatre grandes cuillerées d'eau sédative.

Les CORPS ÉTRANGERS introduits DANS LES CAVITÉS NASALES s'enlèvent assez facilement avec des pinces, ou mieux par l'éternuement provoqué en faisant sentir du tabac à priser. Si des mouches ou des vers se trouvent dans ces conduits, on donne à respirer de l'éther, ou de l'alcali, ou du chloroforme, et on fait suivre d'une injection d'eau tiède. Dans tous les cas, on peut aspirer et rejeter par les narines de l'eau en grande abondance.

Les OREILLONS ou parotides, engorgements glandulaires naissant derrière la mâchoire inférieure, bien que ne s'accompagnant ni de rougeur locale ni de fièvre, effraient assez souvent les familles, parce que les malades salivent, ouvrent difficilement la bouche et accusent de la douleur.

Secours d'urgence. — Faire des onctions d'huile chaude, d'huile camphrée et les recouvrir de plaques de ouate maintenues par une cravate nouée sur le crâne; faire transpirer à l'aide de tisanes bien chaudes de bourrache, de sureau, de fleurs de violettes; donner quelques demi-lavements émollients.

Le TORTICOLIS, caractérisé par l'inclinaison forcée de la tête vers une épaule et un endolorissement assez aigu des muscles du cou, réclame des frictions d'huile camphrée ou aiguisée d'alcali volatil, soit d'essence de térébenthine, de pommade camphrée, le tout recouvert de ouate ou de plaques de flanelle; des fumigations de décoction de têtes de pavot; faire transpirer; soutenir au lit la tête du malade par des oreillers supplémentaires; promener sur la région endolorie et recouverte d'une flanelle un fer à repasser suffisamment chauffé.

La Dentition par les douleurs, les cris, l'agitation qu'elle provoque chez les petits enfants, inquiète à bon droit les mères de famille.

Secours d'urgence. — Lotions sur les gencives gonflées avec des liquides émollients (mauve, graine de lin); donner à mâcher une racine de guimauve trempée dans le miel ou l'eau sucrée; frotter la gencive tuméfiée avec le doigt sec ou enduit de sirop de safran; en cas d'agitation très-vive, mettre l'enfant dans un bain tiède contenant une décoction de feuilles d'oranger; promener un sinapisme sous le menton ou derrière les oreilles. Si la face est très-rouge, la tête brûlante, mettre sur les jambes, à la plante des pieds, des cataplasmes de lin saupoudrés de farine de moutarde.

L'Odontalgie tient-elle à une carie dentaire et constitue-t-elle ce qu'on appelle une « rage de dents? » Introduire dans la cavité de la dent une boulette de charpie trempée dans du chloroforme, dans du laudanum, ou imbibée d'une à deux gouttes d'essence de girofle, soit de créosote; se gargariser avec une décoction concentrée de têtes de pavot; linges chauds secs ou mouillés de liquides émollients sur la joue; frictionner la gencive avec de l'huile de jusquiame.

On réunit vulgairement sous le nom d'Esquinancie, de « maux de gorge, » des affections variées (angine, pharyngite, amygdalite, laryngite, etc.) par leur siège, mais offrant presque toutes de la gêne, du chatouillement, de la sécheresse au gosier, de la difficulté ou de la douleur pour avaler, des nausées et le rejet des boissons par le nez, de la toux, de l'altération de la voix, qui est nasonnée ou rauque.

Secours d'urgence. — Décoctions émollientes (mauve, figues, violettes, orge miellée) en boissons, en gargarismes, en fumigations, soit dans la bouche, soit à l'extérieur, sur la pomme d'Adam; cataplasmes autour du cou; mâcher constamment de la gomme ou des pâtes de jujube, de guimauve, de lichen, etc.; bains de pieds sinapisés; lavements au sel ou avec une grande cuillerée d'huile, etc.

Chez les enfants surtout, le mal de gorge se complique parfois d'une gêne fort douloureuse pour respirer, accompagnée de petites taches consistantes, blanches-jaunâtres sur l'arrière-gorge (ANGINE COUENNEUSE), ou de la production d'une fausse membrane dans le conduit aérien et dont les débris sont rejetés par la toux (CROUP); dans ce dernier cas notamment, la respiration sifflante ou rappelant le cri du coq, l'imminence de la suffocation, l'anxiété extrême du petit malade sont vraiment un spectacle effrayant.

Secours d'urgence. — Faire vomir au plus tôt, soit en chatouillant l'arrière-gorge avec une barbe de plume, soit en administrant chaque demi-heure et jusqu'à résultat obtenu, une cuillerée à soupe de sirop d'ipéca contenant, par 30 grammes, 2 décigrammes d'émétique; sinapismes promenés sur les extrémités inférieures et supérieures; lavement au sel; mouches de Milan sur le haut de la poitrine ou sous chaque clavicule, puis insufflation dans la gorge à l'aide d'un tuyau de plume, d'un roseau, de fleurs de soufre, d'alun. Quelques médecins disent s'être bien trouvés, dès le début de cette terrible affection, de faire ingurgiter d'une manière continue de petits fragments de glace qui, se fondant dans la bouche, sont avalés avec la salive. Le docteur Grand-Boulogne a publié des guérisons rapidement obtenues par ce seul moyen.

Le MUGUET, connu dans le public sous le nom de « blanchet, » est une maladie fréquente chez les nouveaux-nés, chez les jeunes enfants, de nature contagieuse, caractérisée par une exsudation de points ou plaques blanchâtres dans la bouche, notamment derrière les lèvres, aux joues et à la pointe de la langue. Ces exsudations se réunissent parfois, tapissent d'une couche crémeuse toute la cavité buccale et gagnent les voies digestives; en même temps, rougeurs vives aux fesses, à l'anus, et l'enfant ne pouvant téter s'exaspère, s'irrite, crie, etc.

Secours d'urgence. — Badigeonner la bouche toutes les heures avec un petit bâton armé d'un plumasseau de linge ou de charpie, trempé dans de l'eau de mauve miellée ou vinaigrée, soit encore dans du miel rosat ou dans du suc de persil. Cataplasmes émollients sur le ventre; grands bains tièdes d'eau de son; purgatifs (sirop de chicorée).

Les CORPS ÉTRANGERS, tels que parcelles d'os, boutons, épingles, agrafes, monnaies, haricots, morceaux de verre, bagues, boucles d'oreille, etc., introduits DANS L'ŒSOPHAGE (tube membraneux qui conduit de l'arrière-gorge à l'estomac) ou DANS LE LARYNX (organe de la voix), produisent de la suffocation, de la difficulté de respirer et des douleurs plus ou moins vives.

Secours d'urgence. — Faire vomir avec de l'eau et de l'huile mélangées à parties égales, ou de l'eau tiède en abondance, ou en titillant la luette avec des barbes de plume, soit encore en administrant 5 centigrammes d'émétique dans un doigt d'eau à plusieurs reprises et à un quart d'heure de distance; puis, faire avaler des morceaux assez gros de mie de pain ou une petite éponge attachée après un long fil, puis retirée d'un coup sec et avec violence, procédé qui, assez dangereux pour provoquer parfois l'étouffement, ne devrait pas être conseillé. — Si des morceaux de verre ou des objets à angles aigus, pointus, coupants ont été avalés, donner des aliments pâteux, féculents, de la panade, des marrons rôtis, de petites pommes de terre peu cuites, de la bouillie épaisse, et provoquer ensuite le vomissement.

Les souffrances aiguës causées par les GERÇURES, EXCORIATIONS, ULCÉRATIONS DU MAMELON, si fréquentes chez les femmes qui nourrissent, peuvent être calmées, en attendant le médecin, par des lotions tièdes d'eau de roses, suivies d'onctions avec le cérat ou la pommade de concombres, et d'applications de petits cataplasmes de mie de pain bouillie dans la décoction de têtes de pavot : maintenir ces substances bien appuyées, et en même temps soutenir le sein à l'aide d'une écharpe dont le plein passe sous la mamelle, les extrémités, l'une sur une épaule, l'autre sous une aisselle, pour se fixer derrière le dos.

Dans la Bronchite aigue, vulgairement appelée Rhume de poitrine, Catarrhe, il y a parfois, et surtout chez les enfants, des symptômes assez inquiétants, tels que l'oppression, la sécheresse et des douleurs musculaires dans la poitrine, la toux assez violente pour entraîner l'insomnie ou les vomissements, de l'abattement, de la bouffissure violacée à la face, etc. Si, de plus, la douleur se localise dans un côté de la poitrine, qu'elle augmente pendant les inspirations, que l'anxiété du malade soit très-vive, on a souvent affaire à un Point de coté siégeant, soit dans les muscles qui unissent les côtés (Pleurodynie), soit dans la menbrane séreuse qui tapisse l'intérieur de la poitrine (Pleurésie).

Secours d'urgence. — Dans ces divers cas, insister sur les tisanes pectorales (violettes, mauve, orge miellée, lierre terrestre, hysope, bourrache); décoction de dattes ou de figues sèches; demi-lavements émollients; faire respirer la vapeur de décoctions émollientes versées dans un cruchon ou dans un vase recouvert d'un entonnoir renversé, ou tout simplement dans une théière; température douce de la chambre; silence absolu; sinapismes aux jambes, dans le dos ou sur les côtés de la poitrine; mouches de Milan sur le haut de la poitrine; onctions de pommade camphrée sur la région antérieure de la poitrine, recouvertes de plaques de ouate et d'une toile de taffetas ciré; chez les jeunes enfants, débarrasser à l'aide d'un pinceau ou d'une barbe de plume les mucosités qui encombrent l'arrière-gorge.

Quand il y a Hémoptysie (crachement de sang), comme dans la pneumonie (fluxion de poitrine), administrer de suite des boissons froides, acidulées (limonade gazeuse, eau vinaigrée), de l'eau glacée par petites gorgées, de la décoction froide de roses de Provins; mettre les pieds, puis les mains, dans de l'eau tiède aiguisée d'une poignée de farine de moutarde; promener des sinapismes sur les côtés de la poitrine et entre les épaules; silence absolu.

Le crachement de sang peut provenir de ce que des sangsues filiformes se sont introduites dans l'arrière-gorge et y séjournent, ou bien sont descendues dans l'estomac. Dans le premier cas, faire gargariser fréquemment avec de l'eau vinaigrée, de l'eau salée, du vin. Dans le second, administrer un vomitif, puis faire boire en abondance de l'eau vinaigrée ou salée.

Chez les POITRINAIRES (phthisiques), il survient divers accidents qui réclament des secours instantanés. On les soulage des SUEURS extrêmement abondantes et très-fatigantes, en lotionnant le front, la poitrine, etc., avec une éponge trempée dans de l'eau aussi chaude qu'elle peut être supportée, puis en séchant très-rapidement par l'application d'un linge bien sec, mais sans exercer de frictions, qui auraient l'inconvénient d'exciter davantage la fonction de la peau et d'affaiblir encore plus le malade.

Quand le sang rendu par la bouche vient de l'estomac (VOMISSEMENTS DE SANG), il y a douleurs vives et plénitude au creux de l'estomac, anxiété profonde, goût de sang, sueurs froides; le sang est expulsé sans toux, noir, en caillots, parfois mélangé avec des aliments.

Secours d'urgence. — Coucher le malade la tête haute, le corps dégagé de tout lien, de toute compression; boissons acidulées (limonade, eau vinaigrée), eau glacée ou gazeuse; demi-lavements d'eau froide; vessie pleine de glace concassée sur le creux de l'estomac; sinapismes promenés sur les membres supérieurs et inférieurs.

La SYNCOPE, communément appelée « défaillance, perte de connaissance, faiblesse, état de celui qui se trouve mal, » est la suspension subite et momentanée de l'action du cœur, avec interruption consécutive de la respiration, du sentiment et du mouvement : pouls insensible, corps et face très-pâles. La surabondance ou la pauvreté du sang, un milieu chargé d'odeurs fatigantes par leur énergie, l'abstinence prolongée, un trouble nerveux profond, une hémorrhagie abondante, etc., telles en sont les causes les plus fréquentes.

Secours d'urgence. — Desserrer les vêtements, enlever tous liens du cou, de la poitrine, du ventre, des jambes, des épaules (entournures des manches); coucher le malade à l'air frais, horizontalement, la tête à peine élevée; ventilation énergique autour de sa figure; faire respirer des sels, de l'éther; asperger la face de gouttelettes d'eau fraîche ou de vinaigre; frictionner les tempes et les narines avec du vinaigre, des alcoolats (de menthe, de mélisse, etc.); introduire dans les narines une boulette de papier brouillard imbibée d'alcali; mettre une compresse d'alcool camphré sur la région du cœur; débarrasser la bouche, l'arrière-gorge, les narines, du sang ou des matières étrangères; réchauffer le corps avec des bouteilles d'eau chaude, des briques chauffées, des frictions de flanelle sèche. Dès que le malade reprend connaissance, lui donner à boire de l'eau sucrée additionnée de quelques spiritueux. S'il y a complication d'une lésion (contusion, plaie, etc.) à la tête, attirer surtout le sang vers les extrémités à l'aide de pédiluves, sinapismes, etc. (1).

Les Maux d'estomac, expression commune d'ardeurs, d'embarras, de plénitude, d'irritation, d'indigestion, de gastrite, etc., se distinguent le plus souvent par des crampes au creux de l'estomac après le repas, du dégoût pour les aliments, des renvois acides ou rappelant les œufs gâtés, des nausées, des pesanteurs et douleurs du crâne, de la faiblesse générale, du brisement dans les jointures, la bouche amère, une soif vive, de la constipation ou de la diarrhée, les yeux jaunâtres, etc.

Secours d'urgence. — Faire boire de l'eau tiède en abondance, pour faciliter le vomissement; cataplasmes avec la décoction de têtes de pavot ou flanelles trempées dans cette décoction, sur l'estomac et le ventre; infusions de thé, valériane, tilleul, feuilles d'oranger, camomille, suivies de tisanes acidulées (limonade au citron, sirop de groseilles), de bouillons d'oseille; diète, lavements émollients ou salés; bouteilles d'eau chaude aux pieds et le long du corps, en cas de refroidissement des extrémités et de frissons; applications d'eau sédative sur le front et autour des poignets.

Le Hoquet devient parfois inquiétant en raison de sa persistance.

(1) Si la syncope se prolonge et tient à une hémorrhagie qu'on ne puisse arrêter, essayer d'un remède populaire qui a souvent réussi, surtout dans les saignements de nez incoërcibles : c'est d'avaler un demi-verre de jus *d'orties fraîches et pilées*; 60 grammes suffisent.

Secours d'urgence. — Compression méthodique du creux de l'estomac au moyen d'une couche épaisse de linges superposés, de la grandeur de la paume de la main, et maintenus serrés à l'aide d'un bandage de corps. En cas d'insuccès, quelques gouttes d'éther sur un morceau de sucre.

Le MAL DE MER a pour symptômes douloureux et fatigants des nausées incessantes provoquées par le voyage sur bateau. Les vomituritions sont extrêmement pénibles.

Secours d'urgence. — Se coucher horizontalement sur le dos, la tête très-peu élevée; boissons froides, glacées, acidules, gazeuses.

On désigne sous le nom de COLIQUES proprement dites, des douleurs intestinales aiguës, accompagnées de diarrhée bilieuse, sanguinolente-glaireuse (dyssenterie), de gaz, de nausées, de brûlure à l'anus, soit de constipation opiniâtre.

Secours d'urgence. — Diète d'aliments; boissons émollientes (eau panée, eau de riz, de gruau, tisane de blancs d'œufs (4 à 6 pour un litre d'eau), édulcorées avec le sirop de gomme, de guimauve, de fleurs d'oranger (chez les enfants, une cuillerée à café d'huile d'amandes douces par la bouche); cataplasmes émollients arrosés de 6 à 8 gouttes de laudanum; bains de siège composés de décoction de feuilles d'oranger, de romarin, etc. — S'il y a constipation, lavements d'eau salée ou savonneuse; demi-lavements d'eau fraîche; chez les enfants, un remède populaire assez efficace consiste à introduire dans l'anus un porreau préalablement cuit sous la cendre.

Quand les coliques sont accompagnées de douleurs localisées autour du nombril, de vomissements glaireux, de convulsions, d'une face verdâtre avec les yeux cernés, d'une petite toux sèche, de démangeaisons à l'anus, la présence de VERS est très-probable.

Secours d'urgence. — Infusion de mousse de Corse (6 à 8 grammes dans un verre d'eau) coiffée de lait; la même substance à dose double, bouillie dans un verre d'eau et donnée en lavement; demi-lavements d'eau bouillie avec de l'ail, ou bien d'eau sucrée, ou d'huile camphrée (une cuillerée à soupe); frictions de pommade camphrée sur le ventre, recouverte de cataplasmes de farine de lin pilée avec de l'ail.

Les coliques très-vives et débutant soudainement dans la région du foie (sous les côtes, à droite) avec vomissements bilieux réitérés, constipation et teinte jaunâtre de la face, des yeux, sont fréquemment dues à des Calculs engagés dans les canaux de la bile.

Secours d'urgence. — Potion éthérée (20 gouttes d'éther dans un demi-verre d'eau sucrée), application sur la région du foie d'un cataplasme de farine de lin arrosé de 10 gouttes de laudanum, ou de chloroforme, soit encore de compresses imbibées d'éther, d'eau sédative ou d'eau de noyaux; lavement salé; tisane concentrée de feuilles d'oranger.

· La Jaunisse débute souvent à la suite d'un trouble moral, par une coloration jaunâtre de la peau, des ongles, de la face, des yeux, par des vomissements bilieux, le ballonnement du ventre, la gêne de la respiration, l'émission d'urines rouges comme du safran, et une démangeaison générale.

Secours d'urgence. — Boissons amères (petite centaurée, houblon, gentiane, camomille), acidules (limonade, orangeade), diurétiques (chiendent, pariétaire, reine des prés); bouillons d'herbes; lavements laxatifs (miel, sel); demi-bains tièdes.

La Gravelle, vulgairement appelée « maladie de la pierre, » donne lieu à des coliques de reins subitement très-vives lorsque les graviers traversent difficilement les conduits de l'urine; cette dernière ne coule que goutte à goutte au prix d'efforts inouïs, d'épreintes atroces, elle est parfois teintée de sang et laisse déposer une poussière rougeâtre.

Secours d'urgence. — Bains de siège tièdes et prolongés, contenant une décoction concentrée de têtes de pavots; fomentations émollientes; cataplasmes de farine de lin arrosés de 10 à 12 gouttes de laudanum ou de chloroforme, sur les reins; boissons abondantes de chiendent, de queues de cerises, de pariétaire, de reine des prés, additionnées de 2 à 3 grammes de sel de nitre par litre; eau de Seltz naturelle ou artificielle; limonade gazeuse; demi-lavements d'abord d'eau salée, ensuite avec la décoction de têtes de pavot. On a beaucoup vanté le massage prolongé sur la région des reins, les mains préalablement enduites d'un corps gras.

Les jeunes filles et les femmes sont sujettes à des douleurs vives dans le BAS-VENTRE, sur la nature, le siège et les variétés desquelles il est difficile, impossible même de s'arrêter dans un travail comme celui-ci. Les seules indications d'assistance instantanée se résument ainsi : infusions aromatiques (sauge, romarin, lavande, absinthe, thym, fleur de sureau, rue, menthe, safran); sinapismes aux jambes et à la partie interne des cuisses; demi-lavements émollients tièdes avec 8 à 10 gouttes de laudanum ou une cuillerée à soupe d'huile camphrée; bains de siège avec décoction concentrée de feuilles d'oranger; cataplasmes de farine de lin tièdes et très-légers, arrosés de chloroforme ou d'eau sédative sur le bas-ventre; quelques gouttes d'éther dans un peu d'eau sucrée; repos horizontal.

On désigne communément sous le nom d'ARDEURS D'URINE une souffrance fort aiguë et fréquente dans l'émission des urines, avec sensibilité très-vive dans le bas-ventre, hoquet, nausées, agitation, parfois délire. L'urine rendue par petites quantités est foncée en couleur et contient des flocons de mucus, du pus, parfois du sang, etc.

Secours d'urgence. — Tisanes émollientes (eau d'orge, lait coupé d'eau), sudorifiques (violette, bourrache, fleurs de sureau); cataplasmes de graines de lin laudanisés (8 à 10 gouttes) sur le bas-ventre; grands bains tièdes et prolongés; demi-lavements d'amidon contenant 8 à 10 gouttes de laudanum. Si l'urine est presqu'exclusivement composée de sang, boissons froides (limonade, décoction de feuilles de ronce), demi-lavements froids, lotions froides, glacées, vessie de glace pilée sur le ventre; repos horizontal.

Quand les urines ne peuvent être émises, que le sujet cédant au besoin d'uriner, s'épuise en efforts stériles, il y a RÉTENTION D'URINE.

Secours d'urgence. — Faire des applications de compresses imbibées d'eau froide sur le haut des cuisses; demi-lavements d'eau froide; frictions de teintures alcooliques (eau-de-vie camphrée, eau de Cologne, teinture d'arnica, genièvre, eau de lavande, alcool de menthe) sur le bas-ventre.

Si, au contraire, les urines ne peuvent être retenues et sont émises involontairement, soit la nuit, soit à la suite d'impressions vives, il y a INCONTINENCE D'URINE.

Secours d'urgence. — Bains de siége froids; appliquer près de l'anus des compresses imbibées de liquides froids (eau alcoolisée, décoction aromatique de menthe, romarin, verveine).

Sous l'influence d'efforts considérables ou continus, une portion d'intestin s'échappe parfois de son enveloppe membraneuse et vient former sous la peau une tumeur vulgairement appelée HERNIE, RUPTURE, EFFORT. Chez les petits enfants d'une constitution molle et sujets aux cris, aux pleurs ou à la constipation, cet accident se produit fréquemment au nombril, de là une tumeur ronde, élastique, augmentant par les efforts et déterminant de vives coliques. Le *secours d'urgence* consiste alors à saupoudrer de fécule de riz, d'amidon ou de lycopode la région du nombril, à appuyer le bout de l'index sur la hernie afin de refouler l'intestin, puis à le contenir avec un corps dur, demi-sphérique (pelote de son, petit couvercle en métal), entouré d'une compresse et maintenu à l'aide d'une large bande de toile.

Chez l'adulte, c'est surtout au pli de l'aine que les hernies viennent faire une saillie molle, mobile, augmentant par la toux, le moindre effort. — *Secours d'urgence.* Faire coucher le sujet horizontalement, les cuisses fléchies et écartées; malaxer avec les doigts et fort doucement, en pressant légèrement, la tumeur d'avant en arrière; dès qu'elle est rentrée, la contenir avec des compresses maintenues à l'aide de tours de bandes, en attendant qu'on ait un bandage spécial dit « bandage herniaire. » Si l'on éprouve de la difficulté à faire rentrer la hernie, faire prendre un bain chaud, entier ou de siége, au sortir duquel on couvre la tumeur d'un cataplasme émollient chaud; puis coucher le malade la tête plus basse que les cuisses. — En cas d'insuccès, mettre sur la hernie une vessie remplie de glace en morceaux; administrer tous les quarts d'heure une demi-tasse de café noir très-fort; donner demi-lavement d'eau salée.

Dans tous les cas de hernie, il ne faut jamais se départir d'une extrême patience dans l'emploi des remèdes et applications manuelles.

Parfois la hernie est ÉTRANGLÉE, c'est-à-dire que l'ouverture par laquelle elle s'est faite se contracte violemment et ne permet plus à l'intestin, serré comme dans un étau, de rentrer dans la cavité ventrale ; c'est là une situation fort grave et très-douloureuse.

Secours d'urgence. — Asseoir le patient dans un baquet à moitié rempli d'eau très-chaude, les genoux pliés contre le menton ; couvrir la partie supérieure du corps (épaule, bras, tronc) de façon à provoquer une abondante transpiration ; maintenir la température élevée du bain de siège dès que l'eau tiédit. Une grande faiblesse générale survient au bout d'une demi-heure et favorise la rentrée spontanée de la hernie.

Les veines de l'anus, en se dilatant considérablement, forment des tumeurs appelées HÉMORRHOIDES, qui donnent ou non du sang et prennent ainsi la qualification de « sèches » ou de « fluentes. » Quand la fluxion sanguine est violente, le malade éprouve une pesanteur douloureuse à l'anus, de la gêne à marcher, l'impossibilité de rester assis, et de grandes souffrances pour évacuer les matières intestinales.

Secours d'urgence. — Coucher horizontal, les cuisses écartées et fléchies sur le bassin ; fomentations tièdes de décoction concentrée de pavot ; onctions d'huile, de suif, de beurre frais ; demi-lavements d'eau de graines de lin, de mauve, de lait, d'huile ; tisanes émollientes (mauve, guimauve) ; bains de siège tièdes d'eau de son ou de pavot. — Si la perte de sang est considérable, demi-lavements froids.

A la suite de diarrhées prolongées ou d'efforts permanents pour aller à la selle, principalement chez les enfants, la membrane muqueuse de l'intestin rectum se relâche et descend hors de l'anus sous forme d'un bourrelet rougeâtre, sanguinolent (CHUTE DE L'ANUS), que les matières fécales ne traversent pas toujours sans provoquer de vives douleurs.

Secours d'urgence. — Coucher horizontal, la tête plus basse que les cuisses ; jambes écartées et relevées ; lotionner le bourrelet avec une éponge fine imbibée de vin sucré, de vin aromatique ; appuyer les doigts préalablement graissés sur la tumeur, et la refouler tout doucement jusqu'à ce qu'elle soit entièrement rentrée.

Des CORPS ÉTRANGERS, noyaux de fruits, graines de figues de Barbarie, arrivent parfois aux environs de l'anus et y déterminent de vives douleurs.

Secours d'urgence. — Enduire l'anus avec de l'huile ou du beurre, y introduire bien graissés un fer à tuyauter, ou de petites pinces, ou une petite cuillère à café, puis retirer le corps vulnérant ; des lavements très-abondants d'eau tiède contribueront à l'expulsion complète des petites graines.

Les membres sont parfois le siège de CRAMPES fort douloureuses, contractions énergiques, involontaires de certains muscles, survenant subitement ; par exemple, la nuit dans l'état de santé, ou d'une façon constante, comme dans le choléra.

Secours d'urgence. — Redresser avec lenteur et à l'aide des mains enduites d'un corps gras le pied sur la jambe en cas de crampes aux membres inférieurs, la main sur l'avant-bras pour celles des membres supérieurs : maintenir quelques minutes les extrémités dans cette position. Si les crampes recommencent, réitérer la manœuvre. On se trouve également bien de faire des frictions sur les membres, soit avec des flanelles sèches, soit avec des alcoolats, des essences.

Les employés des bureaux administratifs et autres sont sujets à une CRAMPE dite DES ECRIVAINS, siégeant principalement et tout d'abord dans le pouce, pour s'étendre aux autres doigts de la main droite, au poignet et jusqu'à l'avant-bras. De même, les personnes qui travaillent du matin au soir avec une MACHINE A COUDRE sont prises, au bout d'un certain temps, de crampes douloureuses dans la jambe qui fait mouvoir la pédale.

Secours d'urgence. — Pour les premiers, lier le pouce dans toute sa longueur après le doigt index, la flexion exagérée du pouce étant considérée comme la cause initiale de la crampe. — Dans le second cas, frictions énergiques avec des spiritueux sur toute la circonférence de la jambe, et extension rapide du membre inférieur, maintenue jusqu'à cessation de la crampe.

C'est le plus souvent aux mains que le contact de certaines plantes à sucs caustiques, telles l'ortie, produit des cuissons brûlantes, des phlyctènes (ampoules) blanches, à pourtour d'un rouge vif. Cette propriété, comme on l'a vu plus haut, est même mise à profit quand on désire obtenir une révulsion prompte et énergique à la peau. De même, l'âcreté de la lessive chez les blanchisseuses, le contact de l'acide sulfureux chez les blanchisseurs de lainages au moyen de la vapeur de soufre, déterminent aux mains, notamment au pouce et à l'index de ces derniers, des gerçures et des destructions de la peau fort douloureuses.

Secours d'urgence. — Applications huileuses. Voyez l'article « brûlure » du 1er degré.

C'est encore aux mains, aux bras, quelquefois à la face, que se présente la Pustule maligne, phlyctène (ampoule) douloureuse, entourée d'un cercle brunâtre, ayant à son centre une sorte de tubercule ou de tache noirâtre. Cette affection résulte souvent de l'inoculation du virus charbonneux (par contact d'animaux affectés du charbon, ou de leurs dépouilles, soit encore d'insectes qui les ont touchés).

Secours d'urgence. — Piler des feuilles de noyer et les appliquer sur la tumeur, les renouveler toutes les quatre à cinq heures; ou bien cautérisation immédiate avec un fer rougi au feu, suivie d'applications de compresses trempées dans l'eau-de-vie camphrée, soit tout simplement d'une couche assez épaisse de camphre en [poudre. A l'intérieur, vin chaud; tisanes sudorifiques.

A la suite de marches prolongées, chez le soldat, le chasseur, le conducteur d'un transport, etc, le pied s'échauffe, s'enflamme ou s'excorie par places, et la marche devient douloureuse, parfois impossible.

Secours d'urgence. — Laver le pied à l'eau fraîche; le frictionner ensuite avec de l'eau-de-vie (camphrée ou non), et immédiatement après avec une graisse (beurre, suif, lard); envelopper le pied, tout au moins la partie lésée, avec un linge en fil pour éviter le contact brutal du cuir de la chaussure. Si la douleur continuait, on pourrait enlever le morceau de cuir correspondant à la crevasse.

Nous avons, jusqu'ici, passé en revue les maladies générales, puis les maladies ou blessures considérées dans chaque région du corps. Les ACCIDENTS proprement dits, c'est-à-dire les EMPOISONNEMENTS et les ASPHYXIES, dont il nous reste à dire un mot, offrent ceci de particulier que les victimes ne sont, le plus souvent, que dans un état de mort apparente; c'est donc par la persévérance dans les moyens de secours qu'on peut arriver à les sauver.

En 1871, on a constaté, en France, 4,490 suicides divisés comme suit : Strangulation, 1,991, — submersion, 1,278, — par armes à feu, 591, — par le charbon, 215, — par instruments tranchants, 152, — par chute volontaire d'un lieu élevé, 143, — empoisonnements, 70, — moyens divers, 50. Cet aperçu statistique démontre toute l'importance qu'il faut attacher à multiplier avec ténacité l'emploi des ressources d'assistance dont on dispose en face d'accidents si fréquemment volontaires.

L'EMPOISONNEMENT, que l'on doit supposer dès qu'au milieu de l'état de santé, et surtout à la suite d'ingurgitation d'aliments ou de boissons, surviennent soudainement des sueurs froides, des coliques aiguës, des vomissements ou des selles très-réitérés, le refroidissement des extrémités, de la chaleur âcre au gosier, une soif ardente, l'altération profonde de la physionomie, les crampes, etc., l'empoisonnement nécessite en général un *secours d'urgence* immédiat : Coucher le malade, lui faire restituer, par l'acte du vomissement (titillation de la gorge avec une plume, ou 5 centigrammes d'émétique dans un doigt d'eau tiède, répété deux à trois fois à un quart d'heure de distance, chaque vomissement étant suivi de l'administration d'eau tiède en abondance), la totalité ou tout au moins la plus grande partie possible de la substance vénéneuse; entourer les extrémités inférieures et les côtés du tronc de cruchons d'eau bouillante, ou de briques, de tuiles fortement chauffées. Après le vomitif, demi-lavements à l'eau salée (2 cuillerées de sel de cuisine) pour faciliter l'élimination du poison par les voies inférieures ; boissons sudorifiques ; sinapismes promenés sur les membres inférieurs ; frictions camphrées sur le ventre.

Quand ces moyens sont employés très-peu de temps après l'ingestion de la matière vénéneuse, ils suffisent d'habitude ; mais si l'assistance n'a pu être donnée que quelques heures après l'accident, il est à craindre que le poison ait assez pénétré dans le sang pour déterminer une intoxication complète. Dans ce cas, l'intervention médicale est d'absolue nécessité, car il s'agit de la connaissance toute scientifique et compétente des agents neutralisants qui, par leurs propriétés chimiques, décomposeront les principes toxiques. On comprend ici toute la délicatesse du rôle, dont la responsabilité est des plus sérieuses ; aussi n'est-ce seulement qu'en l'absence prolongée de l'homme de l'art et en présence de la gravité de l'état de l'empoisonné, que les assistants peuvent et doivent se permettre d'administrer quelques-unes des substances qui vont être indiquées pour les cas d'accidents les plus fréquents.

Empoisonnement par le FOIE DE SOUFRE, la COLOQUINTE, le COLCHIQUE (vulgairement « tue-chien »), l'EPURGE, etc.

Secours d'urgence. — Faire vomir ; donner à boire beaucoup d'eau tiède mucilagineuse ou ferrée (plonger plusieurs fois un fer rouge dans l'eau), ou albumineuse (deux à trois blancs d'œufs battus dans un litre d'eau).

Empoisonnement par les ALCALIS, la POTASSE, la SOUDE, le CARBONATE DE POTASSE (potasse perlasse, sel d'absinthe, sel de tartre), le CARBONATE DE SOUDE (sel de soude, soude desséchée), l'EAU SECONDE (solution de potasse employée en peinture), le CHLORITE DE POTASSE OU DE SOUDE (eau de Javelle), l'AMMONIAQUE (alcali volatil).

Secours d'urgence. — Faire boire de l'eau albumineuse (2 à 3 blancs d'œufs battus dans un litre d'eau), de la limonade au citron, de l'eau vinaigrée (3 cuillerées à soupe par litre d'eau) ; faire ensuite avaler quelques cuillerées d'huile et beaucoup d'eau tiède.

Empoisonnement par l'Acide nitrique (eau forte), l'Eau seconde (1 partie d'acide nitrique et 2 parties d'eau), l'Acide chlorhydrique (esprit de sel fumant), l'Acide oxalique et le Sel d'oseille (quadroxalate de potasse), l'Acide sulfurique (huile de vitriol), l'Acide acétique et l'Acide pyroligneux.

Secours d'urgence. — Faire boire de l'eau additionnée de magnésie calcinée (20 à 30 grammes par litre), et de suite après, de l'eau alcaline (bicarbonate de soude, 10 grammes par litre) : à défaut de ces substances, administrer de l'eau savonneuse tiède (10 grammes de savon par litre) ou de l'eau de chaux (agiter 10 grammes de chaux éteinte dans 500 grammes d'eau; laisser reposer, filtrer, et sur la poudre qui reste, verser un litre d'eau, puis décanter), ou bien de l'eau albumineuse (2 à 3 blancs d'œufs par litre).

Empoisonnement par les Moules (au printemps et en été), les Huitres, Crevettes, Homard, Lamproie, Congre, Poissons et Viandes gatées.

Secours d'urgence. — Provoquer le vomissement : boissons chaudes très-abondantes, eau simple ou de son; lait; infusions aromatiques (thé, sauge, verveine, menthe); quelques gouttes d'éther, ou d'eau de mélisse des Carmes, ou une cuillerée à café d'éther dans un quart de verre d'eau sucrée.

Empoisonnement par le Cuivre (ouvriers qui le travaillent; monnaies de cuivre), les Sels de cuivre; le Vert-de-gris (sous-carbonate de cuivre, acétate de cuivre, dans les ustensiles en cuivre de cuisine malpropres ou contenant un acide, des graisses, des cornichons, etc.); les escargots ayant rampé sur des bois trempés dans une solution de Sulfate de cuivre deviennent vénéneux; les Sels de mercure; le Mercure (dans les mines); le Sublimé corrosif (bichlorure de mercure).

Secours d'urgence. — Faire boire à petites gorgées répétées, soit du lait, soit de l'eau dans laquelle on délaie de la farine, soit de l'eau albumineuse, soit de l'eau tiède simple ou sucrée en abondance pour favoriser les vomissements et les selles; lavements d'eau salée.

Empoisonnement par l'Arsenic (acide arsénieux dans la mort

aux rats, ou donné par erreur en place de sucre blanc); tue-
mouches (Arsenic noir, Arsenic métallique); ouvriers des mines
d'arsenic; Phosphore et Allumettes chimiques.

Secours d'urgence. — Faire vomir; administrer ensuite du
lait coupé à parties égales avec de l'eau de chaux ou de l'eau
magnésienne (une cuillerée à soupe de magnésie calcinée dans
500 grammes d'eau), enfin de l'eau albumineuse en grande
quantité; terminer par des demi-lavements purgatifs (au sel
gris) et des infusions aromatiques (thé, sauge, menthe).

Ainsi que nous l'avons dit à propos du sauvetage à opérer
dans une atmosphère phosphorée, le charbon a la propriété de
fixer et d'absorber le phosphore; on fera donc bien, en cas
d'empoisonnement par cette matière, de faire avaler de la
poudre de charbon, puis, au bout d'un certain temps, de
provoquer le vomissement.

Empoisonnement par le Plomb, l'Extrait de Saturne (dissolution de sous-acétate de plomb), la Céruse, le Blanc de plomb
(carbonate de plomb) chez les peintres, les fabricants de céruse,
les personnes qui habitent des locaux fraîchement peints; les
mineurs (mines de plomb).

Secours d'urgence. — Provoquer le vomissement; faire ensuite
boire plusieurs verres, coup sur coup, de limonade sulfurique
(3 grammes d'acide sulfurique par litre d'eau), puis du lait, de
l'eau de riz ou de mauve; demi-lavements d'eau salée; cataplasmes sur l'estomac et le ventre faits avec la farine de lin
bouillie dans la décoction de pavots.

Empoisonnement par la Belladone, la Ciguë, la Digitale pour-
prée (ces trois plantes vénéneuses, fort recherchées par les escargots, leur communiquent des propriétés toxiques; aussi prend-on
l'habitude de les faire jeûner avant de les manger), l'Aconit (vulgairement tue-loup), le Datura, le Colchique, la Jusquiame, la
Morelle, l'Ellébore, le Tabac (jus, chique), les Champignons
(amers, fétides, laiteux, à tranche rouge ou jaune-citron), le
Seigle ergoté, les Cantharides, le Laurier-rose.

Secours d'urgence. — Faire vomir; puis, lavements d'eau
salée, limonade, eau vinaigrée; ensuite, infusions aromatiques

très-chaudes, huit à dix gouttes d'alcali volatil dans un demi-verre d'eau sucrée, café noir, vin chaud. Si quelques heures se sont déjà écoulées depuis le repas, donner de préférence plusieurs lavements d'eau salée. Quant aux douleurs résultant de l'irritation causée par le poison, on les calmera en faisant boire de l'eau sucrée aromatisée d'eau de fleurs d'oranger, d'eau de menthe, d'un peu d'éther ou d'une petite cuillerée à café d'eau-de-vie camphrée. Contre la tension douloureuse du ventre, fomentations émollientes (eau de sureau, de mauve, de son), bains de siège ou grands bains tièdes. En cas de difficultés à uriner, frictionner largement la partie interne des jambes et des cuisses avec de l'huile camphrée.

EMPOISONNEMENT par l'OPIUM, le LAUDANUM, la LAITUE VIREUSE, les GRAINES DE PAVOT, le HACHICH (ou kif).

Secours d'urgence. — Faire vomir de suite ; puis, placer des sinapismes aux jambes et donner abondamment du café noir, plus tard de la limonade, de l'eau vinaigrée. Si les membres restaient engourdis, les frotter avec une flanelle sèche, une brosse un peu rude.

EMPOISONNEMENT par la NOIX VOMIQUE, la STRYCHNINE.

Secours d'urgence. — Faire boire de la décoction d'écorces de chêne, de feuilles de ronces, d'argentine, de tormentille, de bistorte, de quinquina.

EMPOISONNEMENT par l'ACIDE PRUSSIQUE, le CYANURE DE POTASSIUM (très-employé en photographie), l'eau de LAURIER-CERISE.

Secours d'urgence. — Faire vomir ; affusions froides sur la tête ; compresses d'eau très-fraîche sur la colonne vertébrale ; faire respirer de l'alcali volatil.

L'ASPHYXIE, à proprement parler la suspension des phénomènes respiratoires, a lieu dans deux circonstances : ou l'air ne pénètre plus jusqu'aux poumons, ainsi par la strangulation, la submersion, le croup, la faiblesse générale ; ou l'air arrivé aux poumons n'est pas propre à la respiration, ainsi par les gaz délétères des fosses d'aisances, par les gaz non respirables du charbon.

Secours d'urgence en général. — Eloigner la cause qui produit l'asphyxie; ainsi retirer le sujet du milieu où il ne trouve plus la possibilité de respirer, couper la corde d'un pendu, sortir un submergé de l'eau, etc.; puis, chercher à ranimer les fonctions respiratoires, et par suite la circulation, la sensibilité, le mouvement, par des frictions et des stimulants (alcoolats aromatiques) à la surface du corps, notamment sur la colonne vertébrale, sur les parties latérales de la poitrine; introduire de l'air dans les organes respiratoires comme il sera dit plus loin. Règle essentielle : en arrivant près d'un asphyxié, toujours commencer par désobstruer le nez et la bouche, à l'aide d'un linge enroulé et fixé au bout d'un bâtonnet.

On ne doit jamais abandonner un asphyxié sur la voie publique, au froid, sur de la paille; il faut se hâter de le porter dans un endroit couvert, abrité.

Ne pas se lasser d'administrer les secours, en attendant le médecin, car on a vu des asphyxiés ne revenir à la vie qu'au bout de dix, vingt heures de soins assidus et de mort apparente.

Quant aux insufflations d'air par les voies respiratoires et à l'introduction de sondes dans l'œsophage, elles nécessitent l'intervention d'un homme de l'art. Dans la crainte que des mains inhabiles ne produisent des accidents regrettables, tels que pénétration de l'air dans l'estomac et dans le tissu cellulaire environnant les poumons (c'est-à-dire un emphysème), il me paraît très-prudent d'engager les assistants à ne pas appliquer ces instruments de secours. L'insufflation d'air de bouche à bouche n'est point d'ailleurs sans danger, pouvant donner lieu à la contamination d'affections contagieuses. Toutefois, en l'absence prolongée d'un médecin, l'insufflation pourrait être tentée par une personne intelligente, mais d'après les indications fort complètes de M. le docteur Marchant :

L'assistant se met à la droite de l'asphyxié et place sur le front de ce dernier sa main gauche, dont l'index et le pouce, tout naturellement posés sur les côtés du nez, servent à fixer dans une des narines un tuyau quelconque, une pipe par exemple, dont le calibre soit assez large pour envoyer l'air aux poumons. Fermer exactement les narines sur le tube en les pinçant fortement, et, en même temps, au moyen de la main droite posée à plat sur les lèvres, s'opposer à la sortie de l'air par l'orifice buccal. Souffler alors avec la bouche dans le tuyau, avec une légère force pour faire pénétrer l'air dans les poumons. La poitrine se soulève aussitôt et l'asphyxié respire comme s'il vivait normalement. Dès que l'assistant a envoyé la plus grande partie de l'air qu'il avait recueilli dans ses poumons, sans aucun effort toutefois, il retire la bouche du tuyau, et, par une pression exercée avec les deux mains à la base de la poitrine, il fait sortir l'air introduit dans les poumons de l'asphyxié; puis il recommence alternativement l'insufflation et les pressions pendant un certain temps. Si l'individu est vivant, les battements du cœur se feront de plus en plus sentir, puis la respiration se rétablira un peu plus tard par une première inspiration; après quelques instants d'attente, si une seconde inspiration ne se manifestait pas, il faudrait revenir à l'insufflation.

La compression et le relâchement alternatifs des parois de la poitrine ne doivent pas être négligés après chaque insufflation. Il est aisé de comprendre que, par la compression, on diminue la capacité de la cavité de la poitrine, et, par suite, celle des poumons, et l'air qu'ils contiennent est expulsé en partie. En cessant de comprimer, la poitrine reprend ses diamètres, un vide relatif se produit, et une certaine quantité d'air est ainsi appelée vers les poumons. Ces manœuvres, malheureusement, n'agrandissent guère les diamètres de la poitrine, comme une inspiration profonde toute naturelle, et il n'entre alors que peu d'air chaque fois qu'on cesse la compression.

Il faut alors recourir aux changements de position du tronc recommandés par le docteur Marschall-Hall : ainsi, placer l'asphyxié la face vers le sol, après avoir mis sous la poitrine, pour la soulever et la supporter convenablement, une couverture ou tout autre vêtement roulés; puis, tourner le corps très-doucement sur le côté, presque sur le dos, et le replacer subitement la face vers la terre; répéter ces manœuvres avec soin, énergie et persévérance environ quinze fois par minute; changer de temps en temps de côté. Chaque fois que la face est tournée vers le sol, exercer une pression vive et ferme entre les omoplates, mais la cesser dès que l'on aura amené le corps sur le côté. Peut-être ce système n'augmente-t-il pas beaucoup le diamètre de la poitrine; il ne détermine pas d'ailleurs de mouvement d'élévation des côtes, d'où une minime quantité d'air introduite à chaque manœuvre.

Voici un autre procédé qui remédie à ces inconvénients; il est basé sur les mouvements imprimés aux bras, afin d'imiter une profonde respiration naturelle, méthode du docteur Sylvester, par laquelle la quantité d'air inspiré serait environ dix fois plus grande que par le précédent système. Voici la formule instituée par l'auteur :

1° Donner au patient la position convenable; placer le corps sur le dos, les épaules soulevées et soutenues par un vêtement replié; appuyer les pieds;

2° Maintenir libre l'introduction de l'air dans les voies respiratoires; nettoyer la bouche et les narines; tirer la langue et la maintenir en dehors des lèvres, en relevant la mâchoire inférieure et retenant ainsi la langue en passant un mouchoir sous le menton et le nouant au-dessus de la tête;

3° Imiter les mouvements d'une respiration profonde : pour cela, élever les bras des deux côtés de la tête et maintenez-les doucement, mais fermement aussi dans cette position pendant deux secondes, ce qui élargit la capacité de la poitrine en soulevant les côtes et produit une inspiration; abaisser ensuite les bras et les presser doucement, mais fermement aussi pendant deux secondes, contre les côtés de la poitrine, ce qui diminue la cavité de la poitrine en pressant sur les côtes et produit une expiration forcée.— Répéter ces mouvements alternativement, hardiment et avec persévérance 15 fois par minute. En même temps qu'on tiendra les bras fermement étendus, on pourrait remplir d'air les poumons par une insufflation poussée dans les narines.

M. Pacini (*Gazette médicale de Florence,* 1875), préfère se placer derrière le cadavre, saisir fortement les bras près du moignon des épaules, en portant le pouce en avant sur le bord de l'épaule et les quatre autres doigts en arrière; — puis attirer à lui et soulever le moignon des épaules, ce qui élève la clavicule, le sternum et les côtes correspondantes : aussitôt l'air pénètre bruyamment dans les poumons par le larynx en produisant l'aspiration ; — on lâche alors les épaules, l'élasticité des côtes produit naturellement l'expiration. — Ces mouvements alternatifs ne tardent pas à rétablir le rhythme naturel de la respiration. On a ici l'avantage d'offrir au sang de l'air respirable, de provoquer l'exhalation de l'acide carbonique, de dilater le calibre des vaisseaux et des cavités du cœur, ce qui facilite le passage du sang par ces parties. On active le mouvement du sang dans les régions plus éloignées en faisant des frictions sur les membres et en réchauffant le corps par les moyens ordinaires.

L'Asphyxie des nouveaux-nés, due le plus souvent à une extrême faiblesse (constitution débile, hémorrhagie considérable, état apoplectique), se reconnaît à la pâleur extrême de la face, à l'absence de la respiration et des cris habituels, à la flaccidité et à l'insensibilité des membres.

Secours d'urgence.— Si le pouls est insensible, le corps froid, la face décolorée, si l'hémorrhagie par le cordon a été considérable, envelopper l'enfant dans de la laine, le coucher sur le côté, la figure exposée à de l'air frais ou ventilé ; dégager à l'aide d'un petit linge les conduits nasaux, la bouche et l'arrière-gorge. Frictions sèches, avec une flanelle ou une brosse rude, sur les membres et principalement sur la colonne vertébrale ; exercer des pressions avec les mains alternativement sur le ventre et les régions antérieures et latérales de la poitrine ; un quart de lavement salé (une demi-cuillerée à soupe de sel gris dans un demi-verre d'eau tiède) ; mettre l'enfant dans un bain tiède (24° cent.) d'eau vineuse : point de boissons qui provoqueraient l'étouffement.

Si, au contraire, le nouveau-né a la face colorée en violet, bouffie, bien que le corps soit chaud, laisser couler un peu de sang par le cordon.

M. Mattei s'est bien trouvé, dans les cas de mort apparente des nouveaux-nés, de pratiquer la succussion comme suit : saisir le fœtus par les aisselles tout en immobilisant la tête verticale entre la paume des deux mains ; puis imprimer une petite secousse double à l'enfant. Un bruit de glou-glou indique l'entrée et la sortie de l'air à travers la glotte (ouverture supérieure du larynx). Réitérer cette succussion toutes les demi-minutes, jusqu'à ce que la respiration commence.

L'ASPHYXIE DE L'ENFANT a parfois lieu dans le lit, soit parce qu'il glisse pendant le sommeil sous les couvertures, soit parce que la nourrice le couche près d'elle et l'étouffe par le poids de son propre corps. Ainsi, en 1873, il est mort en Angleterre, sur 757 enfants en bas-âge, 480 étouffés sous les couvertures et 277 écrasés par les personnes qui les couchaient avec elles.

Secours d'urgence. — Placer l'enfant sur le côté gauche; couvrir le corps de cendres chaudes; passer sous les narines un linge imbibé d'alcali ou de la fumée de tabac. Frictions d'eau-de-vie camphrée, d'eau sédative, sur tout le corps; grand bain d'eau chaude contenant 200 grammes de farine de moutarde. Après avoir épuisé tous les moyens ordinaires dans plusieurs cas, notamment chez un enfant de 15 mois, le Dr de Romilly s'est bien trouvé de lui frapper alternativement chaque joue de 15 à 25 petits coups secs et très-rapprochés, réitérés jusqu'à cessation du danger.

La PENDAISON, suspension du corps avec constriction énergique de la gorge, dans le but d'amener la mort le plus souvent, nécessite comme *secours d'urgence* que l'on coupe, que l'on enlève sur-le-champ le lien qui met ainsi obstacle à l'entrée de l'air dans les voies respiratoires. Un préjugé stupide, barbare, qui a cours encore dans nos campagnes, veut que l'on ne touche pas au corps en l'absence de l'autorité judiciaire. Que de gens trouvés étranglés ou pendus, peu de temps après la perpétration de l'accident, auraient pu être ranimés et rappelés à la vie, si cette croyance anti-humanitaire n'eût pas éloigné les secours opportuns! C'est donc là une coutume contre laquelle on ne saurait trop s'élever! Le lien doit être promptement enlevé, détaché, sectionné : si l'individu est à terre ou couché sur un lit, cette opération est des plus simples; s'il est suspendu, on doit, pendant qu'on fait disparaître la cause de l'étranglement du cou, faire soutenir le tronc et les membres par plusieurs assistants, afin que la chute du corps n'aggrave pas la situation de la victime, ne favorise pas des plaies, fractures, luxations, contusions, commotions de la moelle ou du cerveau, etc. Le pendu sera ensuite transporté dans une pièce aérée, mais ni chaude ni froide ; on s'empressera de desserrer, d'enlever jarretières, cravate, cordons de jupon, corset, gilet, ceinture de pantalon, robes, etc. Le corps placé sur un lit, un matelas ou des bottes de paille, la tête et la poitrine un peu élevées, on fera des affusions d'eau froide sur la face ; compresses d'eau fraîche sur le crâne et le front ; frictions sur les extrémités, surtout la plante des pieds et la paume des mains, avec des flanelles ou des brosses ; provoquer la respiration par les moyens indiqués plus haut à l'article « asphyxie. » — Dès que le sujet peut avaler, lui administrer de l'eau aiguisée d'eau de mélisse, de vin, d'eau-de-vie ou d'eau de Cologne. Si, une fois ranimé, il manifeste de l'engourdissement et que la face reste très-violacée, promener des sinapismes sur les bras et les jambes.

La SUBMERSION, ou asphyxie des noyés, demande les *secours d'urgence* suivants :

Dès que l'individu a été retiré du milieu où il s'est noyé, il ne faut pas, comme un fatal préjugé le conseille, lui laisser les pieds dans l'eau jusqu'à la venue de l'autorité ou d'un médecin ; c'est non-seulement une inhumanité, mais encore une perte irréparable de temps pour l'administration des secours. On le porte donc dans un lieu sec ; on le déshabille au plus tôt. Des linges bien secs, chauffés s'il est possible, servent à l'essuyer de toutes parts. Bien se garder de le pendre par les pieds, sous prétexte de faire rendre l'eau qu'il a avalée : c'est bien moins, en effet, l'introduction du liquide que la privation d'air respirable qui détermine l'asphyxie (1). Nettoyer, à l'aide d'un linge fixé à l'extrémité

(1) On avait même, au siècle dernier encore, l'habitude de rouler le noyé dans un tonneau ouvert par les deux bouts ; voici comment cette pratique est condamnée dans un Avis du Prévôt des Marchands et des Echevins de Paris, en 1740 : « .... Art. 2°. ...... Il est évidemment sensible qu'une « telle manœuvre, dont le but a été de mettre toutes les parties du corps « du noyé en mouvement et de tâcher de rétablir en lui la circulation « éteinte en apparence, en le mettant dans une agitation générale, doit

d'un bàtonnet, les cavités du nez, puis celles de la bouche, si les mâchoires peuvent être écartées facilement. Le docteur de Labordette, de Lisieux, a prouvé, en 1865, que l'on se trompait généralement sur les symptômes de la mort chez les noyés, que la contraction des mâchoires et la crispation des doigts sont, tout au contraire de ce que l'on admettait, des signes de la persistance de la vie. Produits par la contraction des muscles dans la première période de l'asphyxie, ils disparaissent dans la dernière période et diffèrent de la rigidité cadavérique qui se manifeste après la mort. Loin donc de motiver la suspension des soins et des secours, la contraction des mâchoires et la crispation des doigts doivent en encourager l'administration empressée et persévérante. Une fois l'individu déshabillé, séché et suffisamment couvert pour le réchauffer, on se hâtera de vaincre la contraction des mâchoires, obstacle à l'entrée de l'air dans les voies respiratoires, de déterger la bouche et l'arrière-gorge de l'amas de mucosités, qui se complique de l'adhérence de la langue à la partie postérieure du pharynx. Le docteur de Labordette conseille alors de desserrer les dents avec un levier en bois, d'introduire dans la bouche son spéculum laryngien, sa valve supérieure arrondie suivant le vide du palais : dès que la petite charnière (d'union des valves) touche à la lèvre supérieure, on attire à soi le manche de la valve inférieure, qui s'abaisse aussitôt, déprime la base de la langue, ouvre complètement l'arrière-gorge, élève l'épiglotte (soupape fibro-cartilagineuse qui recouvre l'ouverture du larynx) et permet à l'air d'entrer en contact avec les voies respiratoires. Les deux manches des valves étant tenus dans la main gauche, l'opérateur enlève aussitôt les mucosités de l'arrière-gorge avec une petite éponge fixée au bout d'une baleine. L'instrument est tenu en place jusqu'à ce que le noyé respire librement ou à la suite des mouvements artificiellement imprimés à la cage de la poitrine.

Ces manœuvres, décrites plus haut à l'article « asphyxie » et

« occasionner au corps une infinité de contusions dont les suites peuvent,
« non-seulement être très-dangereuses, mais même lui causer la mort
« pendant l'opération. » — On ne saurait mieux critiquer cette barbare coutume.

qui simulent les mouvements respiratoires naturels, doivent être
répétées avec beaucoup d'énergie et de patience : dans les intervalles de repos, on roulera le noyé dans un peignoir de flanelle,
une couverture de laine, bien chauds, la tête un peu élevée; on
le frictionnera vigoureusement, surtout au creux de l'estomac et
dans la région du cœur avec des gants rudes, puis on l'entourera
de peaux de mouton, de bouteilles d'eau chaude, de fers à repasser, de sachets de sable, de briques convenablement chauffés, ou,
à leur défaut, de foin, de paille, de fumier.

Quand on recommencera les manœuvres sur les membres supérieurs, on aura soin de les harmoniser avec les pressions exercées sur la poitrine et le ventre, de manière à ne gêner en rien
les mouvements naturels de la respiration. A ce point de vue
surtout, la *bande* respiratoire récemment imaginée par le docteur Roger (du Hâvre) mérite d'être recommandée. Elle consiste
en une bande d'étoffe résistante et élastique (en toile ou en
caoutchouc) de 30 à 40 centimètres de haut, de 1 mètre 40 cent.
de long, fendue à une extrémité en deux chefs espacés, de façon
à recevoir dans cette échancrure l'autre extrémité, qui est beaucoup plus étroite. Le plein de la bande est appliqué sur le dos
du noyé ; ses deux extrémités sont ensuite ramenées l'une dans
l'autre, puis saisies, chacune, par un ou plusieurs aides placés à
droite et à gauche du corps. Les tractions exercées harmoniquement sur ces deux bouts, puis cessées quelques instants, compriment et laissent se dilater alternativement la poitrine : le
va et vient de ce mécanisme, répété environ dix-huit fois par
minute, reproduit tantôt l'inspiration, tantôt l'expiration de l'air.

Si au bout d'une demi-heure à une heure ces soins multiples
sont restés sans résultat, on peut recourir à l'administration de
la fumée de tabac par l'anus. L'appareil nécessaire porte le nom
d'appareil fumigatoire (voir au chapitre des instruments de sauvetage). Bien que cette pratique offre des dangers parfois, des
inconvénients souvent, et qu'on y ait presque généralement re-
noncé, je crois cependant utile de décrire sommairement la manière dont elle peut et doit être exécutée.

On charge le fourneau de cet appareil avec du tabac à fumer

préalablement humecté, puis on allume au charbon avec de l'amadou : le soufflet est adapté à la machine, et dès que la fumée s'échappe abondamment par le bec du chapiteau, on ajoute au bout du soufflet la canule, dont l'extrémité libre est aussitôt introduite dans l'anus ; on souffle ensuite avec précaution.

Dans le cas où l'on n'aurait pas sous la main cet appareil fumigatoire, on le remplace avantageusement par deux pipes en terre : l'une est bourrée de tabac, allumée, puis introduite par le bout de son tuyau dans l'orifice anal : contre le fourneau de cette pipe on accole le fourneau de la seconde, par le tuyau de laquelle on souffle pour chasser la fumée dans l'intestin.

Les injections de fumée de tabac ne doivent pas durer plus de deux minutes, mais peuvent être répétées de quart d'heure en quart d'heure ; après chaque insufflation terminée, il faut presser l'abdomen de haut en bas, puis avant de réitérer la fumigation, on introduit dans l'anus la canule d'une seringue vide dont on retire vers soi le piston afin d'enlever l'air ou la fumée en excès dans l'intestin.

On pourrait encore faire usage du marteau de Mayor (marteau plongé quelque temps dans l'eau bouillante et qu'on maintient ensuite sur la peau pendant 15 à 30 minutes pour obtenir une vésication ou une brûlure profonde) : on l'appliquerait sur le creux de l'estomac, sur la région du cœur. Mais je dois rappeler que le maniement de cet instrument et de l'appareil fumigatoire demande des mains exercées, et que le médecin doit assister à leur emploi et le diriger.

Enfin, en cas d'insuccès des divers modes de secours qui précèdent, il faudrait chauffer à blanc des morceaux de fer (tringles, tiges quelconques) et toucher très-légèrement, de leur extrémité, d'abord les régions de l'estomac et du cœur, puis tous les points de la surface du tronc et des membres. C'est un excellent moyen de rappeler l'excitation nerveuse et que l'on pourrait remplacer par une flagellation énergique avec des linges roulés, des baguettes, un fouet, etc.

Dès que le noyé semble revenir à la vie, lui passer sous le nez de l'alcali, lui donner par cuillerées des boissons chaudes (thé, vin chaud, café, punch, infusion de menthe), lui introduire dans la bouche quelques gouttes d'eau-de-vie, de Cologne ou camphrée. S'il y a des nausées, favoriser le vomissement par des titillations du voile du palais à l'aide d'une barbe de plume. Si le ventre est tendu, demi-lavements d'eau salée. Si le sujet, de pâle, devenait subitement coloré à la face, promener des sinapismes sur les membres inférieurs et supérieurs, entre les épaules, et faire avaler huit à dix gouttes d'ammoniaque dans un verre d'eau sucrée.

ASPHYXIE par les GAZ MÉPHITIQUES de L'ÉCLAIRAGE (hydrogène bicarboné), des FOURS A CHAUX, des VAPEURS DE CHARBON (gaz acide carbonique et hydrogène carboné mélangés), de la BRAISE DE BOULANGER (gaz acide carbonique seul), des GRANDES ASSEMBLÉES qui vicient l'air (acide carbonique, vapeurs d'eau, produits salins et organiques de la peau, déjections, gaz de l'estomac et des intestins, etc.), de certains AMAS VÉGÉTAUX (fruits, notamment les coings), de la FERMENTATION ALCOOLIQUE (gaz carbonique des cuves à vins, celliers, brasseries), des SILOS, des SOUTERRAINS, des MINES (gaz hydrogène proto-carboné, oxyde de carbone), du SÉCHAGE DE LINGES ET DE FROMAGES égouttés ou desséchés dans les locaux habités, des PUITS, PUISARDS et CITERNES, etc.

Secours d'urgence. — Ne pénétrer dans les endroits où ont eu lieu les accidents que si de la paille ou une chandelle allumées ne s'y éteignent pas à l'instant; en cas de doute, purifier l'air par des feux abondants, par des grandes quantités d'eau injectée, lancée pure ou aiguisée d'alcali.

Une fois la victime retirée, la déposer au grand air, la tête élevée; la déshabiller; frictions sèches et aromatiques, surtout aux mains et aux pieds; de temps en temps, ablutions froides sur le visage et le creux de l'estomac; manœuvres pour rappeler la respiration comme il a été dit aux paragraphes de « l'asphyxie » et de la « submersion. » S'il survient des nausées, provoquer le vomissement en titillant l'arrière-gorge avec une barbe de plume; demi-lavements d'eau salée. Faire respirer du vinaigre, de l'éther, etc.

L'EMPOISONNEMENT par l'ACIDE CARBONIQUE, dont l'encombrement de personnes, de fleurs, d'animaux, de fruits dans un espace restreint et clos, la nuit par exemple, sature l'air respirable, est également fatal aux ouvriers des fours à chaux, aux mineurs, aux vignerons qui descendent dans des cuves à raisins, aux cultivateurs qui pénètrent dans des greniers à grains longtemps fermés ; il se produit alors une véritable asphyxie reconnaissable à la lividité violacée de la face, des lèvres, des ongles, du corps, à l'état profond de somnolence, etc.

Secours d'urgence. — Mettre l'asphyxié au grand air ; le coucher sur le dos, sur une surface dure, la tête un peu élevée ; le déshabiller rapidement ; promener des sinapismes sur les membres ; brosser énergiquement les pieds, le dos, les mains ; irriter les narines en approchant de l'alcali ; asperger la face d'eau très-fraîche, soit vinaigrée, soit camphrée ; donner des demi-lavements d'eau salée, vinaigrée ou savonneuse ; faciliter le vomissement s'il y a des nausées ; dès que la déglutition est possible, faire avaler quelques gorgées d'eau vinaigrée (deux à trois cuillerées par demi-litre d'eau) ; quand la connaissance est bien revenue, essuyer soigneusement tout le corps, les membres, la face, et coucher dans un lit bien chaud.

ASPHYXIE par le GAZ DES FOSSES D'AISANCES, D'ÉGOUTS (gaz hydrogène sulfuré).

Secours d'urgence. — S'il s'agit d'un égout, y établir tout d'abord un courant d'air au moyen de cheminées portatives placées au niveau du regard. Projeter ensuite de la chaux vive dans l'égout ou dans la fosse avant d'y descendre.

La victime étant extraite du milieu méphitique, la placer au grand air, poitrine et tête élevées ; la déshabiller ; asperger la face avec de l'eau froide ; faire respirer de l'eau de Javelle (eau chlorurée), de l'alcali ; arroser le corps avec de l'eau chlorurée au tiers, puis avec de l'eau vinaigrée ; frictionner l'épine dorsale avec une brosse dure, l'épigastre et l'abdomen avec une flanelle imbibée d'eau-de-vie camphrée ou de spiritueux aromatiques ; sinapismes aux jambes et surtout aux pieds ; irriter les narines avec une barbe de plume ou avec les vapeurs d'une allumette soufrée ; demi-lavements à l'eau salée ou vinaigrée, ou savonneuse; provoquer la respiration comme pour les noyés, etc. — Dès que la respiration est sensible, cesser de jeter de l'eau froide sur la face, de peur de gêner l'inspiration par le nez et la bouche; faire boire de l'eau vinaigrée et mettre le sujet dans un lit convenablement chauffé.

L'Asphyxie par la Chaleur est le plus ordinairement produite par un séjour dans une température trop élevée, tels les travaux au soleil pendant l'été, les voyages dans le sud de l'Afrique, le sommeil près du feu, etc.

Secours d'urgence. — Placer l'asphyxié dans un endroit frais, mais pas trop froid : ainsi, il est souvent dangereux de le mettre à l'ombre; il serait préférable de le déposer au grand air, la tête élevée, le corps droit. Après l'avoir déshabillé et débarrassé de tout lien, on fera des applications froides sur le crâne, des affusions fraîches sur la face; pédiluves sinapisés ou salés, ou aiguisés de cendres, de vinaigre ou d'une décoction de foin; frictions énergiques sur les jambes. Dès que le sujet revient à lui, faire avaler quelques gorgées d'eau vinaigrée, de limonade, mais bien se garder de donner du vin, des préparations alcooliques ou aromatiques; demi-lavements d'eau tiède vinaigrée.

L'Asphyxie par le Froid est celle qui demande le plus de persévérance et de méthode dans l'assistance : des soins de quinze heures sont parfois nécessaires pour obtenir le succès. L'essentiel est de ne pas céder à l'entraînement du vulgaire pour mettre de suite l'asphyxié au contact d'un bon feu : cette imprudence lui coûterait définitivement la vie. Il en est de même de la pernicieuse habitude de plonger les victimes dans un tas de fumier; on ne peut que les y asphyxier par le gaz carbonique qui s'en dégage.

Secours d'urgence. — Envelopper le sujet entièrement, moins la face, dans une couverture, du foin, de la paille, des vêtements bien secs; le transporter sans secousses brusques dans un endroit frais, mais abrité, dont on élèvera graduellement la température seulement quand le corps aura repris sa chaleur.

Si les articulations ont encore de la souplesse, déshabiller l'asphyxié et couvrir le corps entier et les membres de linges imbibés d'eau froide, même glacée; — si le corps était, au contraire, tout-à-fait raide, le plonger entièrement dans de la neige ou dans une baignoire d'eau très-froide, dont, tous les quarts d'heure, on élèverait progressivement la température;

Dès que les membres reprendront de la souplesse, étendre l'asphyxié sur un matelas; exercer sur la poitrine et le ventre les pressions, et sur les membres supérieurs les manœuvres nécessaires pour ranimer la respiration, comme pour les noyés; faire des frictions générales avec de la neige ou des linges trempés dans de l'eau très-froide;

Chatouiller les narines et les lèvres avec une barbe de plume; faire respirer des odeurs fortes;

Dès le rétablissement des signes de la vie, dès que le corps se réchauffe, bien l'essuyer, ainsi que les membres, avec des linges très-secs; coucher l'individu dans un lit dont la température sera proportionnée, par degrés progressifs, à celle du corps;

Dès qu'il pourra avaler, lui faire boire un demi-verre d'eau froide, additionnée d'une petite cuillerée d'eau de mélisse ou de Cologne, ou d'un spiritueux quelconque, soit encore une infusion aromatique chaude (menthe, verveine, café léger); mais si l'engourdissement persiste, administrer de préférence de l'eau vinaigrée en boisson et des lavements d'eau salée ou savonneuse.

L'Asphyxie par la Foudre peut être prévenue en ayant soin, tant que le tonnerre n'est pas tombé, de ne pas rester sur un point culminant, autour d'édifices élevés et dépourvus de paratonnerres, sous les arbres, près des cloches mises en branle, de ne pas se sauver à toutes jambes, de ne pas se mettre dans un courant d'air (portes et fenêtres doivent donc être fermées).

Secours d'urgence. — L'individu frappé par la foudre doit être porté au grand air, dépouillé de ses vêtements, couvert ensuite et tout entièrement d'affusions froides pendant un quart d'heure, frictionné énergiquement sur les extrémités, enfin massé et soumis aux mouvements des membres supérieurs, comme les noyés.

L'Inanition par suite de famine, de disette, d'inondation, de naufrage, de maladie empêchant l'individu de se nourrir (dégénérescence de l'estomac, de l'intestin), se manifeste par la rapidité de l'amaigrissement progressif, le refroidissement du corps avec sensibilité extrême au froid, la faiblesse de la respiration, l'insensibilité du pouls, la fétidité des sécrétions (diarrhée notamment, vomissements), la permanence d'hémorrhagies, l'acuité de la soif, le délire, l'impuissance physique à se mouvoir, le facies cadavérique, de longues syncopes, etc.

Secours d'urgence. -- Ne donner que très-peu de liquides nourrissants à la fois, tels quelques cuillerées de bouillon léger, d'eau rougie sucrée, de café peu fort, de viande crue finement hachée; trop d'aliments d'un seul coup, fussent-ils très-peu nutritifs, risqueraient de déterminer des indigestions fatales. La plus grande prudence, des précautions prolongées sont donc indispensables pour ranimer la vitalité des organes digestifs : on fera bien de faire sur le corps des frictions stimulantes avec des alcoolats aromatiques, afin d'exciter la vie à la périphérie; faire respirer de l'air pur et ventilé; surveiller les fonctions intestinales; lavements de bouillon, de vin, etc.

Mort subite, mort apparente.— Nous avons indiqué (page 66) les signes de la mort et les moyens de la constater. A ce sujet, nous ne saurions trop nous élever, au nom de l'hygiène, de la sécurité et de la moralité, contre la barbare pratique, suivie dans les classes populaires des villes et des campagnes, de déshabiller rapidement les individus supposés avoir rendu le dernier soupir, de les étendre tout nus sur le sol, les laver à grande eau froide, de leur lier les mains sur le ventre, leur fermer la bouche à l'aide d'une mentonnière, de les revêtir ensuite d'une chemise et d'un caleçon et de les abandonner dans ce simple et léger costume sur une paillasse, recouverts, y compris la face, d'un drap-linceul, pendant vingt et quelques heures, dans une atmosphère froide, mais viciée par bon nombre de chandelles, etc. N'est-ce pas assez pour qu'un reste de vie s'éteigne rapidement? Heureux encore quand une précipitation bien imprudente n'a pas mis le corps dans un cercueil bien cloué, une dixaine d'heures après le décès, sans qu'aucun médecin n'ait vérifié la mort, surtout sans qu'aucun signe de décomposition n'ait eu le temps de la révéler !

Il faut bien se le rappeler : la raideur, qui est un signe de mort, se présente également chez les individus gelés, frappés par le choléra ou atteints de convulsions ; le refroidissement du corps se prononce rapidement chez les individus qui meurent de faim, chez les noyés, et cependant on parvient à ranimer les uns et les autres. Les asphyxiés restent longtemps chauds après la mort. On ne doit donc jamais précipiter une inhumation, dans le cas de mort subite surtout, et ne pas négliger l'application prolongée des *secours d'urgence* les plus vulgaires. Ainsi, ne garder près de soi que le nombre suffisant de personnes pour aider ; chercher à ranimer la chaleur vitale par des frictions générales stimulantes (alcool camphré, essence de térébenthine), des lavements irritants (eau salée, tabac), des sinapismes étendus, des boissons cordiales (punch, vin chaud, eau de menthe), des bouteilles d'eau bouillante ou des corps très-chauds placés le long des membres ; entretenir dans la pièce une température modérée, mais surtout un air pur et renouvelé, et éloigner toutes les causes qui pourraient le vicier, etc.

TABLE DES MATIÈRES

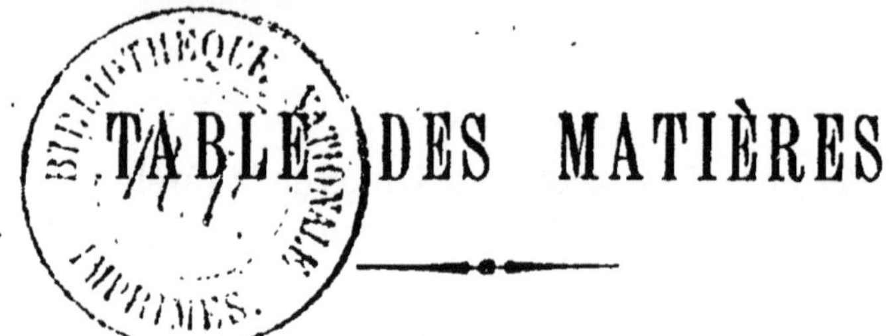

POLIGNY, IMP. DE MARESCHAL.

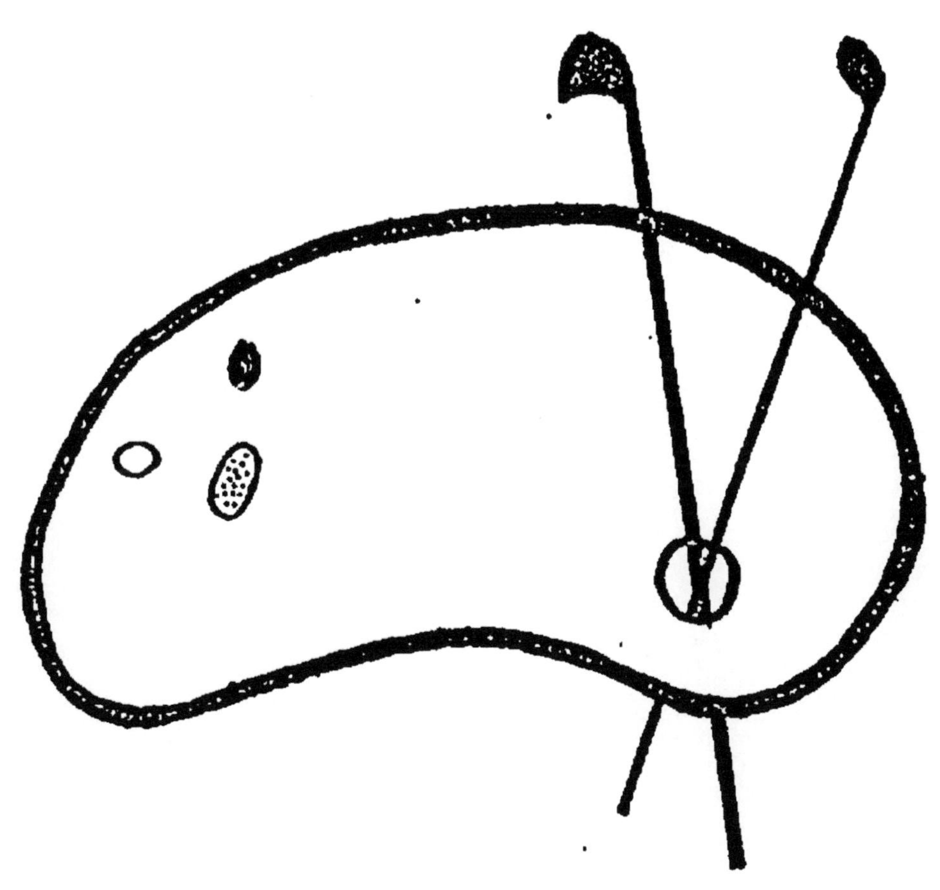
ORIGINAL EN COULEUR
NF Z 43-120-8